U0201357

中医师承学堂
一所没有围墙的大学

南山饮食

味之道

蔡长庆 著
刘力红 审

全国百佳图书出版单位
中国中医药出版社
·北 京·

图书在版编目（CIP）数据

南山饮食：味之道 / 蔡长庆著 . -- 北京：中国中医药出版社，2025. 3.（2025.4重印） --（中医师承学堂）.

ISBN 978-7-5132-9343-3

Ⅰ. R247.1

中国国家版本馆 CIP 数据核字第 20259QB000 号

中国中医药出版社出版

北京经济技术开发区科创十三街 31 号院二区 8 号楼

邮政编码　100176

传真　010-64405721

北京联兴盛业印刷股份有限公司印刷

各地新华书店经销

开本 710×1000　1/16　印张 13.25　字数 131 千字

2025 年 3 月第 1 版　2025 年 4 月第 5 次印刷

书号　ISBN 978－7－5132－9343－3

定价　68.00 元

网址　www.cptcm.com

服务热线　010-64405510

购书热线　010-89535836

维权打假　010-64405753

微信服务号　zgzyycbs

微商城网址　https://kdt.im/LIdUGr

官方微博　http://e.weibo.com/cptcm

天猫旗舰店网址　https://zgzyycbs.tmall.com

如有印装质量问题请与本社出版部联系（010-64405510）

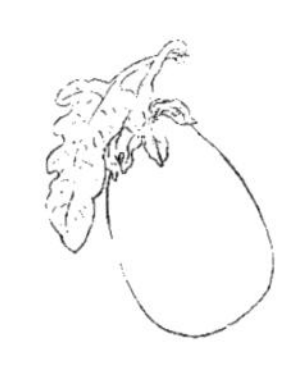

终而复始

百姓日用而不知，是孔子在《易经·系辞上传》中的一句名言。我很叹服这句既犀利而又十分朴实的真言真语，我们的确有太多日用却不知的事情，比如饮食。饭（食）我们天天吃，水（饮）我们天天喝，但对于这个足以资身养命的东西，我们除去解饥、解渴、解馋或者除去“营养”二字，我们还知道些什么呢？又比如“味道”二字司空见惯，但味中真个有道吗？要是有道，这是个什么道呢？对于绝大多数百姓而言，这必然是一问三不知的。

几十年来，饮食之于我，也是个日用而不知的东西。家中的厨房对我来说是块禁地，偶然想进去也会被夫人“赶”出来。这是因为对厨中诸事我完全没有感觉，所以进到里面也多半是“闯祸”，渐渐地我也就望“厨”生畏了。而作为医者，于饮食我也就只知道禁食生、冷、寒、凉，勿太过油腻这些事儿。这样的局面维持了近四十年。随着年岁的增大，夫人常常挂在嘴边的一句话，就是要送我去上“新东方”（烹饪学校），说是怕她哪一天动不了的时候我没吃的。

2006 年元旦，我有幸拜入钦安卢氏门下，依止师父卢崇汉先生习医。钦安卢氏医学源自仲景，由祖师郑钦安开宗，卢氏三代（卢铸之、卢永定、卢永华、卢崇汉）立派，民间号称火神派。之所以号称火神，是因为其立派的宗旨：“人生立命，在于以火立极；治病立法，在于以火消阴。病在阳者，扶阳抑阴；病在阴者，用阳化阴。”以火立极，也就是生命的安立是以火为根本的，因此，火的强弱、火的盛衰也就决定了作为生命安立的这个根本是否牢固，也就决定了人的健康状态，当然也就决定了为什么治病立法要以“以火消阴”为原则。十余年来，正是在卢师的这一教授下，我及三和团队的医生们践行着这一治病法则，并逐渐体证到“作为人生立命的根本的这个火”的真实不虚的作用。

2022 年 6 月的某一天，我随夫人来到了甘肃天水。之所以到天水，是因为夫人事先与家住天水的胡兄有约，而我呢，则完全是个偶然。来到天水后，胡兄把我们安顿在家里住，一日三餐，或者胡兄亲自在家做，或者就到他在南山荟萃苑开的素食馆吃。几天之后，按计划我们得离开了，而我却感到有一股莫名的力量在牵引，于是就跟夫人提出我想在这儿再多住几日。面上的理由当然是在这儿可以跟胡兄学学做饭，希望通过此举来消除夫人几十年来对我不会做饭的担忧。往后的几日里，胡兄几乎是手把手地教我、带我，油盐酱醋怎么放，什么时候放，菜怎么切，刀怎样握。对这些手艺，我是勉强地应付着学，因为手着实太笨。但胡兄不经意间的几句话却引发了我的注意："做饭做菜就是要用好这个火，就是要把火引入锅。"火，火，这不就是我十多年来跟随卢师之所学，这不就是我日思夜想的事吗？！仿佛就在这一刹那间，药房与厨房融为了一体。

两个多月后，我重返天水，去拜会胡兄的师父，亦即这门饮食的出处——蔡长庆先生。先生自幼习武，对饮食、中医天然喜好，中年后于终南山跟师修学。在其师所授诸法中，他尤于饮食火候尽得其师所传。加之多年修习，终使南山饮食这一飘摇欲绝的大道在先生手中得以相续。

听先生聊天，听他讲跟师的故事，讲他的厨艺，讲南山饮食的体系。当讲到火候五境，讲到相火君火，我越听越觉得跟我从卢师那儿所学的是一回事。厨道即医道，医道即厨道。此时此刻我仿佛又链接上了什么！为什么作为厨祖的伊尹作了《汤液经法》？为什么医圣仲景要传承论广《汤液经法》？为什么我作为仲景的徒子徒孙、作为中华传统文化百部经典之《伤寒论》的解读人要在六十开外专注厨道？曾经一位亦师亦友的同仁跟我说：一个不会做饭的人当不好中医。对此当初我还如鲠在心，此刻亦就一笑释然了。扶阳也罢，火神也罢，如果最终没有火到厨道里，没有扶到厨房里，那终归还是个遗憾。从伊尹汤液这条线到仲圣的《伤寒论》，再从仲圣的《伤寒论》到《南山饮食》，始于厨道，最终又回归厨道，终而复始，这不就圆了吗！我很感慨——因为上天的垂怜能寻找到这个圆，至少于经方医学而言，这才有圆满可言。

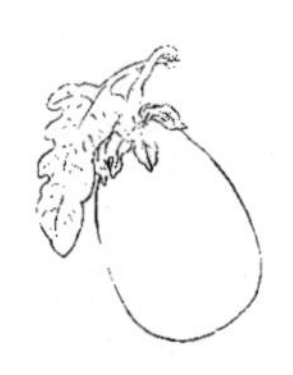

以火净食，无啖生气

“人生立命，在于以火立极；治病立法，在于以火消阴。”这是我上面提到的火神派立道的宗旨。那么，于饮食之道而言，这个阴指的是什么呢？其实最根本的阴就是生，生熟的生。因此，厨道中的“以火消阴”，最基本的一个要旨就是将食材由生转熟，这也是南山饮食强调的“火候五境”的第一重境界，熟界。饮食如果没做熟，那还不能叫食物（能食之物），充其量只能叫食材。

食物要熟才堪吃，这本是太正常不过的常识，但这对今天的很多人来说却是一件困难的事，因为他们认为很多东西一旦熟了，营养成分就破坏了、丢失了，所以要吃生的或半生的。食材究竟要不要弄熟？我们究竟该吃生的或半生的还是完全熟了的东西？这是近现代才有的问题。当今在大众的心里，“营养”二字几乎成为饮食的全部，而实际上营养是值得深究的问题。至少粗略地看，营养成分是一个问题，而这些成分能否被身体吸收，最终真正能够成为滋养身体的有益而无害的“营养”，又是另一个问题。因此，我最近的一个表达是，从“营”到“养”是有距离的，而且这个距离还很大！而这个距离是否能被跨越，最终会决定“营”能否真正成为“养”，真正成为对身体有益的东西。我们说厨房，我们谈烹饪，或是探讨厨道，上述的这个跨越应当作为最基本的指向。以南山饮食为例，这个跨越是由火来完成的。

我们谈文明，尤其是中华文明，从原始的茹毛饮血到文明的过渡，其最根本的标志是什么呢？就是火！是主动用火的发明。因为主动用火的发明，民众开始由生食转为熟食，因此，熟食是人类进入文明的重要象征。——熟不熟食不仅仅是营养的问题，它已然提升到关涉文明的高度了。我们现在经常讲中华文明，讲传承精华，那什么是中华文明的精华呢？我想饮食文明就是其中很重要的一个精华，得提升到这个高度来认识。

南山饮食是一门成体系的大学问。她将食材由生转熟的过程称为断生，食材为什么要断生？从浅一层来讲，凡生（生熟之生，而非生长之生）多硬，凡熟必柔。因此，生熟之别，也是生硬与柔和之别。生硬之物被食入后与身体的契合度差，由“营”转“养”也费劲，也就需要消耗更多的能量来转化。而柔和之物被食入后则能与身体高度契合，由“营”转“养”当然也就省事了。若要从更深一个层面去看待上述的“以火消阴”或是“断生”，则须参鉴经典教证“以火净食，无啖生气”。经典在这里强调了火的一个重要功德，就是净食。净是洁净的净，那么这个净在当今时代就尤显重要了。

众所周知，由于农药、化肥还有各类催熟剂以及食品添加剂的广泛应用，食材的染污、食材的不洁净在很多地方已然到了较为严重的地步。有时我们到超市买菜，几乎所有菜的品相都很好，都很洁净，比如西红柿看起来都很漂亮，都很红，像是熟透了，但是也常会买回来切开后，发现有些生、有些硬，尝一尝味道也不地道。记得姜文拍过一部电影叫《让子弹飞》，子弹能飞，农药、化肥、各类催熟剂以及食品添加剂等就更能“飞”了（当时不一定能看得出问题，但天长日久弊病必显）。由于很多人滥用农药而造成的食材染污、食品不净，则容易形成较难避免的一个共相。

我们上面说到火在断生层面的根本作用，如果食材能够完全断生，那么当然也就实现了经典里“无啖生气”之圭旨。回过头来，我们再看“以火净食”，这于当今时代而言，似乎就具有更为特殊的意义了。对于我们上面提到的食材的这些染污、这些不洁净，通常大家会设法用水去净除，比如为了使净除彻底一些，还会试图用水去浸泡，甚至是长时间浸泡，但尽管如此，充其量也只能净除表面的染污、表面的不洁净。而如我们所知，食材所受的染污，食材的不洁净，远远不止表面，它们入得很深。这于水而言，是鞭长莫及的。如果我们将这些染污、这些不洁净归之为阴，那么唯有火能将之净除，能将之消灭！

好一个“以火消阴”，这便是对诸多食材染污、食品安全之弊病，南山饮食给出的“治病立法”。

心物一元，心物之间会相互影响，也就是说食材染污久了、食材不洁净久了，会渐渐影响我们的内心，使我们的内心也遭受污染。也许不少人都经历过类似的场景，有些种菜的伙计会跟你强调：“这是我们自家吃的，一点药都没有打过，你们放心吃！”孔子云：“己所不欲，勿施于人。”如果内心被染污，那当然就会“己所不欲，广施于人”了。若能以此观待，那么“以火净食”的意义就更为长远了。

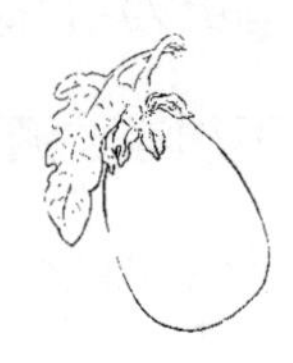

味道

长庆先生的《南山饮食》副标题本来是“味道”，但顾虑到大家对太平常的字眼转不过弯来，所以于“味道”间加上了“之”，希望能起到一点接引的作用。汉字的美，无论从其表意，从其结构，从其搭配后的千变万化，都无与伦比。味道的初意原本是为了表达对道的奥妙的体味（或体察），如《后汉书·申屠蟠列传》中所言“安贫乐潜，味道守真”者是也。所以“味道”一词的本义是指向形而上的，只是走着走着，味道渐渐落到了餐桌，落回了口中，变成滋味了。品读《南山饮食》再三，深深感慨，先生立足于饮食，立足于形而下，立足于味，而其指向却在形而上。形上形下，道器合一，这便是我所读到的《南山饮食》的真实味道！亦因于此，我由“望厨生畏”转而望之生爱。现在无论到何处，都想找个厨下下，既便是大酒店的后厨亦无所畏惧，这对很多熟悉我的朋友而言，既刮目相看，也觉得不可思议。这为的是什么呢？为的是寻回那颗潜藏心底的殷重心和欢喜心，当然更为的是从“味”中寻回那久违的道统。我很想跟有缘读到《南山饮食》的朋友们说，厨房不是负担，更非累赘，此中有真意啊！能将生存、生活、生命汇聚于此，举一而三得之，岂不快哉，岂不乐哉！

值此《南山饮食》即将付梓之际，作为本书的主审，承蒙作者信任及嘱托，乃将内心的感佩及欢喜化作文字，是为序。

刘力红

甲辰九月十九于敦煌

目录

南山饮食的法则与法度

南山饮食的方式与方法

南山饮食的四大要素

南山饮食 · 实务篇

附录一

附录二

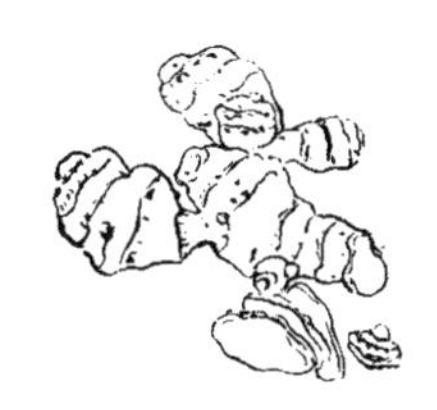

在数千年的历史长河流淌过程中，中华文明（尤其是传统的农业文明）积聚了无数古圣先贤、仁人志士以及广大劳动人民的经验智慧，融合了中华文化的诸多要素，包括哲学、文学、民俗、养生、修身、中医、武术、种植、酿造、铸造、锻造等文化单元和实用技术，也造就了体系庞大周严、高远深邃的中华饮食文化体系。饮食文化也相应地与中国国情、民情等深度交融，应用场景有了很大的拓展，不仅具备充饥、资身的作用，还有养生、疗病之用，更重要的是在社会交往、礼仪庆典等场合的作用，成为中国文化的重要基石。

能够成为成熟的文化体系，必然包含四个层面的构成要件，自上而下分别为道、法、术、器四要件。其中道、法为阳，为理，术、器为阴，为事；道、法为内在的精神，术、器为外在的表现。《素问·阴阳应象大论》言："阴阳者，天地之道也，万物之纲纪，变化之父母，生杀之本始，神明之府也。"阴阳协调平衡，则万事万物遵从其性，顺势而动，自然生生不息。

道、法、术、器四要件和合而成完整的文化体系，各居本位，既分工明确又统筹协作。世有所谓“道以明向、法以立本、术以立策、器以成事”之说，“以道御术”是中华文化的主旨，即以“道义”来统摄“智术”，“智术”承载“道义”，器利于术，术依于法，法基于道，道、法、术、器四者兼备，方能事理通达而无往不利。

南山饮食体系（简称南山饮食，下同）正是基于道、法、术、器的结构，在历史长河中逐步建立和完善起来的饮食文化体系。具体到南山饮食的体系架构，对应的四要件则分别为理、法、方、食，下文将按照这个架构展开相关的论述。

“理”是论述南山饮食的“道理”，即依于“道”的理念以及合于“道”的理路。

“法”是论述基本的法则和法度，法则是基本的原则，法度是基本的规定。

“方”是实践和实现的方法。

“食”为以食材为代表的物质助缘，包括食材、灶具、厨具、餐具和用水等必要的实物，是为“器以成事”。

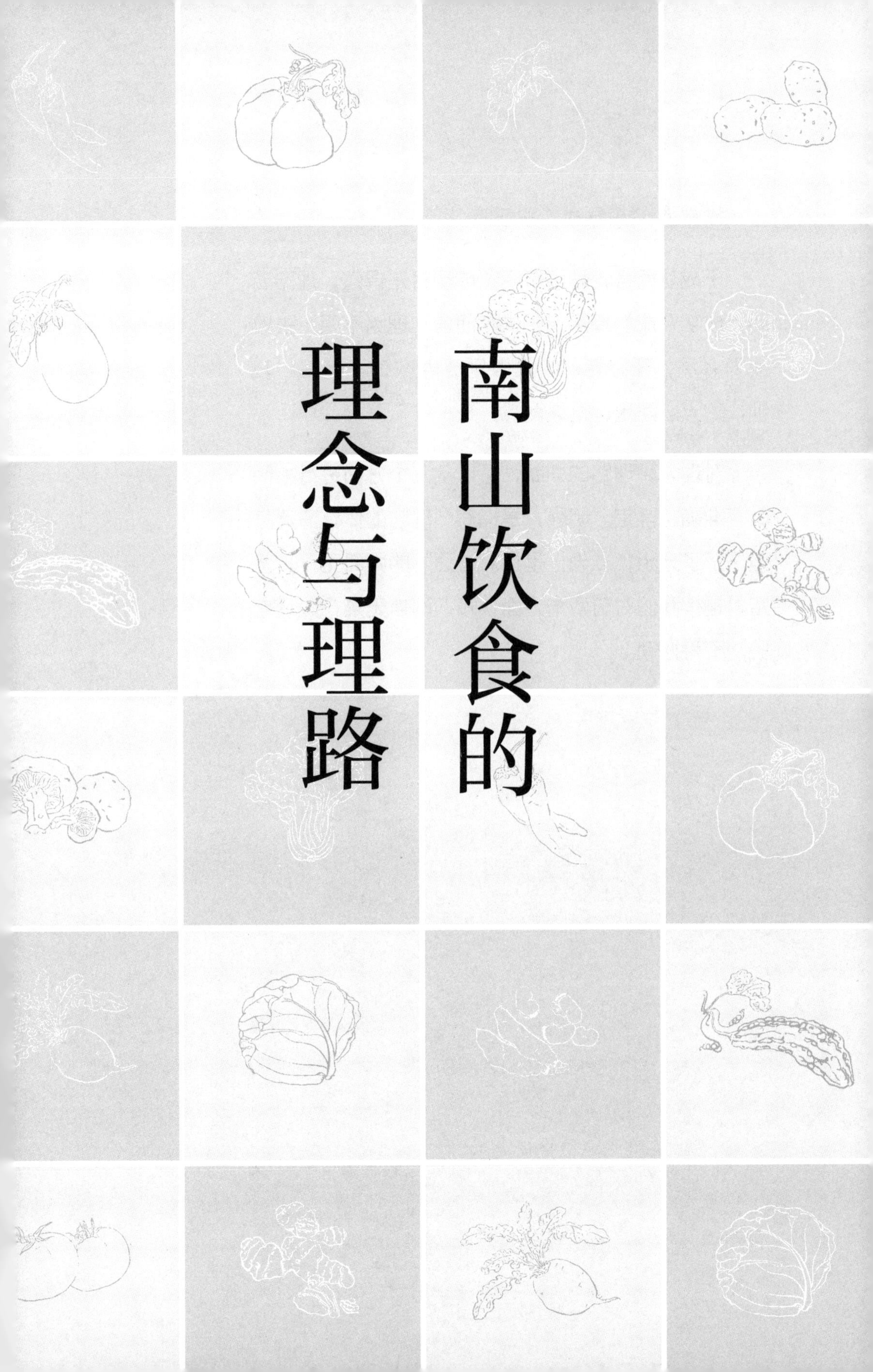

南山饮食的理念与理路

常言道:“事欲成，理要明。”

于成功而言，理路不明，成功将是偶然；理路若明，成功则成为经验。于失败而言，理路不明，失败成为必然；理路若明，失败则成为教训。经验与教训，如人之两足、鸟之两翼，缺一不可。

对理念和理路的判断，可以从三个方面进行：明晰、准确、坚定。明晰，是指对“理”的体认清清楚楚，了了分明；准确，是指对“理”的判断无误；坚定，是指我们对前两个方面认知，确信无疑，久经考验，不可撼动。

为人子女者不通厨道谓之不孝；为人父母者不通厨道谓之不慈。

——南山饮食

基本概念

基本概念的明晰是为达成『共识』，这是交流和学习的基础，否则必然会导致说者『自以为是』，学者『望文生义』，徒生歧义。

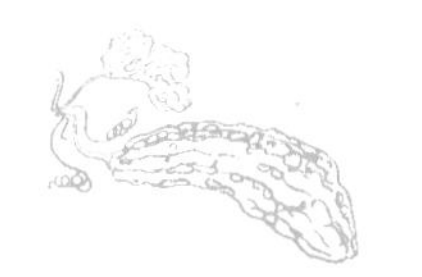

南山饮食

南山饮食释名：

南山，谓终南山，南山饮食系统的开端始于终南山，其源头为传统禅堂的外护系统。禅七期间用功的强度极大，能量消耗也大，每天需要供给“三茶四饭两开水”以保障体质和体能，且自有一整套的实践系统。多年来由于历史原因，这套系统支离破碎，难见全貌。笔者多年前在终南山中习得，践行多年，自利多多，兼利有缘，故名南山。

饮：包含两个主要组成部分，一是百沸汤（老火水），二是茶汤。

食：包含主食和副食两个组成部分，详见“南山饮食·实务篇”。

多年来，笔者在原有传承的基础上经过持续的学习和实践，顺应时代因缘，进行了系统的总结，使其既保留了原有的“养道”属性，又兼具了“资身、疗愈”的作用。同时，原有系统未曾付诸文字，一直口耳相传，此次付梓，适当降低学习难度，以求普利大众，更为有缘人喜闻乐见。

综上所述，故名南山饮食。

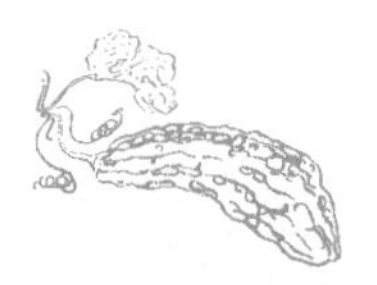

素食

南山饮食的两个主要特征，即“自做”和“素食”。“素食”包含两个要件，一是不含动物性食材，此为“不食腥”；二是不含“五辛”，此为“不食荤”，合称不食“荤腥”，即为浅义的“素食”。在此基础上，具“三德”，调“六味”，才是深义的“素食”。

素食分类有四种。

（1）乡村素食

特点是食材自然、淳朴，粗粮细作，例如各种农家食品是也。

（2）仿膳素食

特点是食材特殊，做工繁复，多以高端、稀缺为看点，各种私房菜是也。

（3）时尚素食

特点是清新、素雅，食材有机，做工简单，主打健康、脱俗理念，都市蔬食是也。

（4）寺院素食

寺院传承素食，这是众所周知的。

另有一类叫“仿荤素食”，是现代食品工业的产物，不在此列。

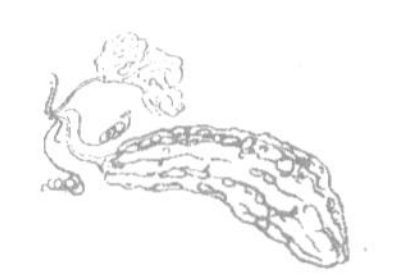

药食同源

药食同源的观念广为传播，“食物即是药物”的理念，不但是大众耳熟能详的言教，更是深入贯彻到有心人的日常生活之中。

同样的食品，对于病人来说，即是药品；而对于健康人来说，即是食物。

一种物质，我们当食材用是取其“和性”，当药材用是取其“偏性”。

通常所说的“药食同源”重点在药材与食材的通用性上。特别是国家层面发布的“药食同源目录”（药食两用目录），其重要作用是规范食品和保健品行业的种种乱象。

南山饮食的“药食同源”重点有二，一是在食品的资身、疗愈和养道的作用上；二是理法的传承，从神农奠定了农耕文明的底色，开创了中药学的先河，到“教民五味调和，创中华割烹之术，开后世饮食之河”的伊尹（既是中医经方派祖师，还被奉为烹饪鼻祖，又称厨圣），再到医圣张仲景，治病遣方用药，每每药方带有食方。后世药王孙思邈、孟诜、李东垣、王士雄等，药食同治的理念传承至今，绵延不绝。

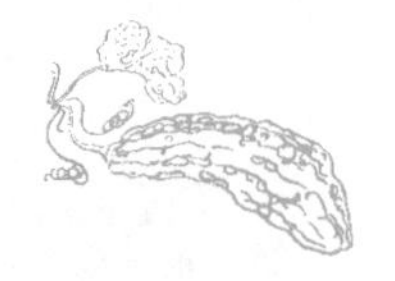

厨师

厨师：师者，传道、授业、解惑也。厨师既然称为“师”就有所传之道，厨师所传之道即味道。厨师也称厨子，子（zǐ）谓先生，厨子即厨房里的先生。

传统厨师行业有一个行规，上灶做热菜的“红案”厨师，比灶下做面点的“白案”厨师地位高一些。上灶的厨师一般不会去学白案的技艺。南山饮食的要求，厨师一定要先学白案，因为面点在制作过程中手是直接与食材接触的，需用心感受食材在加工的各个阶段的性状变化，顺应之，引导之，再造之。

有了白案的基础，再学红案，建立在手上的感觉通过锅铲和炒勺二次延展，再对菜品的品质进行升级再造。

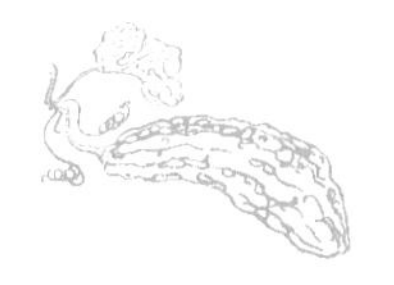

物质的内涵

物质概念的内涵包括三个方面：

（1）物质实体。

（2）物质具有的能量品质和等级。

（3）物质携带与传递的信息。

物质概念的核心：地球上所有的生命形成的物质体，其根本的能量来源是太阳，此为万物之“相火”。

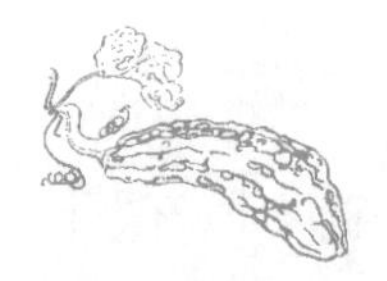

南山饮食成品的等级

食物的等级，不是按世俗的“营养”判定，而是以能量品质和等级为主，真正地体现“以人为本”，我们能吸收、转化的能量才是根本。关于信息的部分存而不论。

南山饮食的能量品质和等级，由食品的火候决定。火候分五级，称为“火候五境”，分别是“生、熟、香、划、和”，对应的食物等级划分如下。

（一）产品

0 ~ 20 分，火候——生，出品描述——断生。

这个级别的食品还保持着食材本身的特质，物性几乎没有转化，不带特别的加工痕迹，与生产线上下来的产品一样千篇一律，个体间几乎没有差异，是为产品。

这个级别的食品能量级太低，进食后食者需要消耗大量自身能量来消化吸收食物。

以南山老火粥为例，生粥的手感是“生硬”，进食的感觉是“生涩”，后味反酸。

（二）作品

20 ~ 40 分，火候——熟，出品描述——成熟。

这个级别的食品食材内部能量开始积累，食材物性部分转化，厨者对烹饪要素的把握水平已经有所显现，成品个体间差异出现，具有可识别性，是为作品。

这个级别的食品能量级仍然不足，食者进食后需要消耗少量的自身能量来消化吸收食物。

以南山老火粥为例，熟粥的手感是“黏滞”，进食的感觉是“黏着”，后味平淡。

（三）佳品

40 ~ 60分，火候——香，出品描述——出香。

这个级别的食品内部能量积累到位，食材物性转化完全，能量溢出，香气四溢。厨者对烹饪要素的把握水平较高，成品个性明显，具有较高的可识别性和观赏性，是为佳品，由此开始进阶到艺术品的层面。

这个级别的食品能量级具足，输入输出可以达到自平衡，食者进食后几乎不需要消耗自身能量来消化吸收食物。

以南山老火粥为例，香粥的手感是“顺滑”，进食的感觉是“顺畅”，后味香甜。

（四）妙品

60 ~ 80分，火候——划，出品描述——划界。

划界，此为食材和食品的界限，这个级别的食品内部能量更高，彻底完成从食材到食品的华丽转身，脱胎换骨。厨者对烹饪要素的把握水平很高，同时倾注了自己的心血，此时的食品已经开始有了自己的“皮肤”包裹自己，独立生命体气质彰显，具有较高的艺术性，是为妙品。

这个级别的食品可以打动人心，使人链接到过往人生经历中内心感动的人、事、物，催人泪下，甚至有人进食后，情不自禁涕泪交加。

以南山老火粥为例，划粥的手感是“细腻”，进食的感觉是“怦然心动”，后味妙不可言。

（五）神品

80 ~ 100 分，火候——和，出品描述——和气。

《中庸》曰:“喜怒哀乐之未发，谓之中；发而皆中节，谓之和。中也者，天下之大本也；和也者，天下之达道也。致中和，天地位焉，万物育焉。”

这个级别的食品能量具足。以南山老火粥为例，和粥的手感是“温润”，进食的感觉是“温润如玉”，虽假人工，浑然天成。

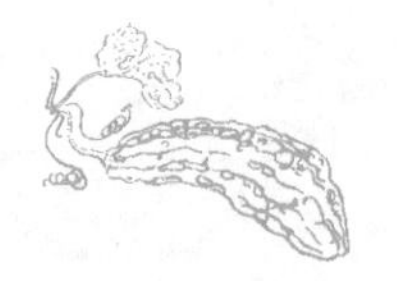

先天与后天

中医人常说:“肾为先天之本，脾胃为后天之本。”先天主生命本体，后天主生命活动。先天之气是肾运化元精而成的元气，后天之气是脾胃运化水谷的精气与肺运化的清气融合而成的宗气。

中医又有“先天生后天，后天养先天”之说。清代章楠在《医门棒喝》中说：“脾胃之能生化者，实由肾中之阳气之鼓舞；而元阳以固密为贵，其所以能固密者，又赖脾胃生化阴精以涵育耳。”

饮食如果火候品质和等级够高，是可以循经而行的。

很多人脾胃寒湿，运化能力弱，加上饮食生冷，难以消化，则精气难以为继；另一方面，肺寒肺燥，空气污染，清气难生。精气、清气二者缺乏，进而导致宗气不足。同时很多现代人迫于工作、生活的压力，日夜颠倒，能量消耗极大，宗气不足以满足生命活动的需要，内在的反应便是身体自动调用先天的元气来冲抵宗气，以此满足生命活动的能量供应。

先天未尽，后天羸弱或受伤害，尚有救治的机会；若先天耗尽，无论后天强壮与否，均有岌岌可危之虑。

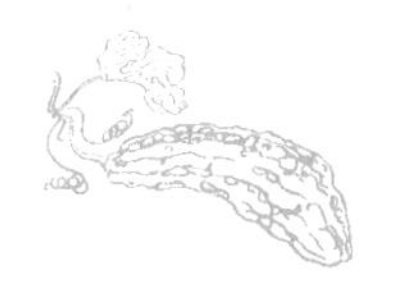

师徒传承

韩愈《师说》曰：“古之学者必有师。师者，所以传道、授业、解惑也。”

师者的作用有三。

（一）开眼界

打破原有的认知。在我们个人的认识上，有一个基本原则：我们的认知不可能超越自己的见识。师者的作用就是打破原有的认知，树立榜样，引发和护持学人的上进心。

比如饮食，一般人的认知会觉得只要是“白粥”，就是自己喝过的白粥；再比如传武，一块石头，我们徒手打不开，就认为没人能打开。

（二）明理路

《大学》言：“物有本末，事有终始。知所先后，则近道矣。”师者告知我们修学的理路，包括先后、轻重、次第等程序性的东西，也就是作为过来人，既保证自己得到，也能告诉我们得到的完备途径。

此为理通。

（三）看（kān）着练

言传身教加境教，常言道：“言教不如身教，身教不如境教。”合格的师父，不但言教身教，而且创建含藏诸多要素的修学环境，使得学人浸润其中，潜移默化地影响学人。

更重要的是师父可以看（kān）着我们练，让我们及时止损。止损分两个方面，一个是正面的，就是我们已经学会了，练好了，基于舒适区的原因还在继续练，重复低层次的正确，师父看到后指出，“这个已经可以了，练下一个”；另一个是负面的，就是我们练错了，自以为是，错上加错，师父察觉后指出，“停！这个别练了，错了”，然后纠正后再练。最后，师父说：“我的东西你身上有了，可以出师了。”此为事通。

有一类天赋异禀的学人，到此境界时，师父会说：“我的东西你已经学完了，从今以后你去跟某某学。”而这个“某某”一定是我们更高层次的师父。

重复低层次的正确是更大的耗损。

——南山饮食

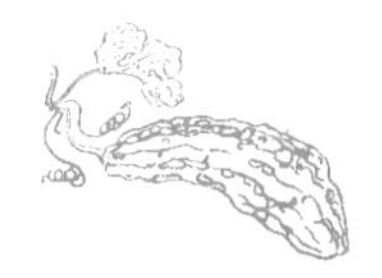

食医与食疗

讲食医的重点是“医”，即医者，关注的是人；讲食疗的重点是“疗”，即疗愈，关注的是事。

食医体系的重点是治未病；药医体系的重点是治已病。

食医治法的要点是以和补和；药医治法的要点是以偏纠偏。

食医讲究自度度人、推己及人；药医常说医不自治、舍己救人。

我们强调作为一个中医大夫首先要能够预防和治疗自己的疾病，然后才可能治疗他人。同时，治疗他人的过程中，自己不会受到污染甚至伤害，即便是受了污染和伤害，自己也可以自洁和自愈。

南山饮食体系的主体架构

《易经·系辞》有云：『形而上者谓之道，形而下者谓之器。』一个完整的文化体系必然是『道、法、术、器』层层具备的，亦如中医的『理、法、方、药』体系，南山饮食体系则为『理、法、方、食』。

南山饮食的架构：以明道为理念，以中医为理路，以传统武术为基础的生命保障体系。

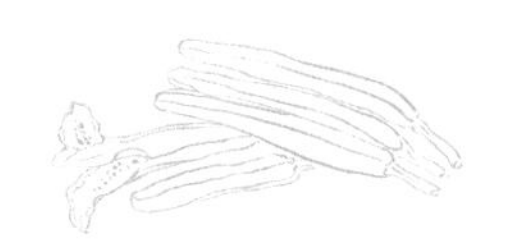

明道为理念

中华传统文化以儒、释、道三家为主体，诸子百家为辅佐，对中华文化的方方面面都起到了提纲挈领的作用，贯穿在各个子文化体系中，既提升了中华文化的整体格局，又丰富了中华文化的内涵。

儒、释、道三家在文化特点上既相互影响，又各具特色，落实到各家的体系上，又可分为“道、法、术、器”四个层面。诸家的文化体系本质上是建立在对“道”的认知和实践上，进而有所谓“形而上者谓之道，形而下者谓之器”的结论。这中间诸家对“道”的论述可谓汗牛充栋，实践者如过江之鲤，成就者名贤辈出，在以千年为单位的历史中，形成了传统文化特有的“道统”体系（笔者囿于自身学养与本篇的旨趣，对“道统”不做过多展开，感兴趣的同仁自行研学）。

纵观古今中外，可以发现一个有趣的现象，就是中华文化在自身博大精深的基础上，又具有极强的包容性和成长性，凡是普利群生的文化构建，不论是在“道、法、术、器”的哪个层面，都能够为中华文化所吸收转化，成为自身体系的有机组成部分。古今中外“术器”层面的文化构件，只要能够有益群生，自然会融入我们的生活之中。这些现象的背后是中华文化的底色，即“以人为本”“天下为公”，往大了说叫“天下兴亡，匹夫有责”，往小里说叫“百姓日用而不知”，这也是各家行人的最终归处。而最终归处即在于：

上以求道，下以利生，是为“明道”。

求道是为知道，知道是为做到，做到方能得道。得道之后，方能真正“推己及人，自利利他”。这时的利己利人，都是建立在“得道”前提下，才会让自、他得到真实的利益。《道德经》有云：“上善若水。水善利万物而不争，处众人之所恶，故几于道。”这段论述可以说是“道”的经典描述，即善利万物；何以善利万物，谓之“天地有好生之德”，生生不息则天清地宁。

“明”字在汉语中具有极高的地位，与之相关的词语大多是正面的、积极的、向上的，例如明德、文明、明君、光明、高明、开明等。诸子百家对“明”字都有各家的深意，儒家有“大学之道，在明明德”，道家有“知人者智，自知者明”，释家有“明心见性”，医家有“君火以明，相火以位”，如此种种，表明多种含义，而“明道”之“明”，是当“明了”和“彰明”来讲，“明道”既为得道，也为弘道。

《论语·述而》有云：“志于道，据于德，依于仁，游于艺。”孔子的这番论述正是“明道”的全景图，可谓世之楷模。

（一）儒家的明道与饮食

传统文化中内涵最为丰富的概念当推“道”。

《中庸》有云：“喜怒哀乐之未发，谓之中；发而皆中节，谓之和。中也者，天下之大本也；和也者，天下之达道也。致中和，天地位焉，万物育焉。”此段论述明示了儒家对“道”的“体、相、用”的基本定义，北宋程颐有云：“不偏之谓中，不易之谓庸。中者，天下之正道；庸者，天下之定理。”“达道”与“正道”可以说是“文眼”所在，即“中”“和”乃是“道”之二德，犹如车之两轮，鸟之两翼，人之两足。所谓“中”即为“土德”，所谓“和”即为“水德”，同时，这两者又与李时珍的《本草纲目》中的论述不谋而合，《本草纲目·水部》有云：“水为万化之源，土为万物之母。”而水和土，恰恰是南山饮食的理论核心及实践圭臬（详见后文）。

“和”为水德，如前文所述，是火候五境的极致。

“中”为土德，是烹饪过程的圭臬。传统中医扶阳派有“水火往来，化生中土”之说，此既是扶阳中医遣方用药的要诀，也是烹饪过程的要诀，厨者在烹饪过程中落实这个要诀，最终使食材转换性状，化为“食品”，呈现出完美状态。

韩愈在《师说》一文中有云：“师者，所以传道、授业、解惑也。”关于厨师所传之道，《吕氏春秋·本味》篇中有深刻的论述。

“汤得伊尹，祓（fú）之于庙，爝（jué）以爟（guàn），衅以牺猳（jiā）。明日设朝而见之，说汤以至味。汤曰：“可对而为乎？”对曰：君之国小，不足以具之，为天子然后可具。夫三群之虫，水居者腥，肉玃（jué）者臊，草食者膻。恶臭犹美，皆有所以。凡味之本，水最为始。五味三材，九沸九变，火为之纪。时疾时徐，灭腥去臊除膻，必以其胜，无失其理。调合之事，必以甘、酸、苦、辛、咸。先后多少，其齐甚微，皆有自起。鼎中之变，精妙微纤，口弗能言，志不能喻。若射御之微，阴阳之化，四时之数。故久而不弊，熟而不烂，甘而不哝，酸而不酷，咸而不减，辛而不烈，淡而不薄，肥而不腻。”

今天来看，这些内容对“味道”的论述十分精彩。

“夫三群之虫，水居者腥，肉玃者臊，草食者膻。恶臭犹美，皆有所以”，这是认识原料的自然属性之道。

“五味三材，九沸九变，火为之纪。时疾时徐”，这是说明把控火候之道。

“调合之事，必以甘、酸、苦、辛、咸。先后多少，其齐甚微，皆有自起。”这是说明五味调和之道。

“鼎中之变，精妙微纤，口弗能言，志不能喻。若射御之微，阴阳之化，四时之数”，这是讲述食材性味转化之道。

“久而不弊，熟而不烂，甘而不哝，酸而不酷，咸而不减，辛而不烈，淡而不薄，肥而不腻”，这是强调食物品质之道。

论及其思想指导实践，则《大学》有云：“大学之道，在明明德，在亲民，在止于至善。知止而后有定；定而后能静；静而后能安；安而后能虑；虑而后能得。物有本末，事有终始。知所先后，则近道矣。”有缘行人只需依教奉行即可，自然获益良多，进而“穷则独善其身，达则兼济天下”，此可谓儒家之“明道”。

（二）道家的明道与饮食

道家论道可谓天经地义，其论述首推老子的《道德经》，开篇一句“道可道，非常道”即一鸣惊人，而后逐步展开论述，既详尽周严又深入浅出，第二十五章有云：“有物混成，先天地生。寂兮！寥兮！独立而不改，周行而不殆，可以为天地母。吾不知其名，字之曰‘道’，强为之名曰‘大’。大曰逝，逝曰远，远曰反。故道大，天大，地大，人亦大。域中有四大，而人居其一焉。人法地，地法天，天法道，道法自然。"

道法自然是道家的核心命题，南山饮食烹饪的核心也是道法自然。

道法自然在南山饮食理法层面的应用，形成了南山饮食烹饪的内在理路，是先深刻领会植物果实从生到熟的自然过程，参悟过程中果实获取以阳光为代表的阳性能量，以及以水为代表的阴性能量，和合转化土壤、肥料、空气和时间等各种要素，完成自身内外性状变化，最终成长为"独立生命体"的规律，提升为完备的理路，此为明道。然后按照所明的理路，选配相应的食材，巧夺天工自主把握这个过程，通过火、器、水和时间等要素的共同作用，再造生命的过程，是为烹饪。

植物生长的最终呈现是植物的果实，果实具有自身的物质实体，同时含有生命延续的能量，以及植物本身所有的信息。烹饪过程的最终呈现是食品，食品具有独特的物质实体，同时含有食材、火源和厨者的能量，以及三者的相关信息。此为大道相通。

对于食者而言，道家思想同样意义深远。《道德经》第三章有云："虚其心，实其腹，弱其志，强其骨……"其中"实腹"可谓是虚心、弱志、强骨的基础，代表着有形部分的坚实持久。第十二章有云："是以圣人为腹不为目，故去彼取此……"圣人为腹，是只求其身得到滋养，以利于上以求道，下以利生；不为目，即不务虚，不使烦恼欲望达到遮蔽本性的地步，保障行人能够既不忘初心，又能力充沛，完美实现“明道”的心愿。

（三）佛家谈饮食与明道

以一千四百多年前的智者大师为代表的古代高僧，更偏重饮食在修行办道上的作用，奠定了“调饮食”理念的基础，使之具有实现的条件，作用显著。

智者大师在其著作中对饮食与修定的关系，饮食与疾病的关系，以及调饮食是获得身心轻安的增上缘等进行了精当的论述。

智者大师所说的“善调五事”，就是指调饮食、调睡眠、调身、调息、调心等五事的调适。作为第一调和的“调食”，是后续四调的基础，饮食调适了，其后的睡眠等方面的调适才有了基础。从简单的物理学定律可知，所有状态的改变和保持都是需要作用力的，而所有的力量背后都是能量支撑的。没有饮食调适提供基本能量，让身体恢复自身的活力和功能，后续的调适改变几乎是不可能的。

大家都知道，“身安则道隆”，但是少有人像智者大师那样条分缕析地告诉行人，“身安”背后的因缘有哪些，看似小事一桩，实则关乎身命，有缘人需要给予足够的重视，方能不负前贤的谆谆教诲，良苦用心。

具三德、调六味是南山饮食制作的总则。

传统饮食的烹饪，主要目的是满足口腹之欲。高雅讲究的，只是增加一些文化元素或是艺术气息，仍然是在“五欲六尘”上下功夫。南山饮食的着眼点是“资身办道”，兼具养生、疗愈之能。形式上有所相似，神韵上判若云泥，最终的作用则有着天壤之别。

南山饮食的核心品质是“具三德、调六味”。古往今来许多大家都对“三德六味”做了详尽的论述，文字简洁直白，照做即可，录之于后，笔者不做画蛇添足之举。明四僧之一的紫柏大师在《示厨》中说：

“何谓三德？清净、柔软、如法是。何谓六味？淡、咸、辛、酸、甘、苦是。

“盖奉佛供僧之食，若不精洁，荤秽不拣，便失清净德；若不精细甘和，稍有粗涩，便失柔软德；若不随时措办，制造得宜，忽略纵情，兼未供流涎，便失如法德。

“又三德若无六味调和，亦不成就。盖淡味为诸味之体；咸味其性润，能滋于肌肤，故味之调者，必以盐为首；辛味其性热，能暖脏腑之寒，故味之辣者为辛；酸味其性凉，能解诸味之毒，故味之酢者为酸；甘味其性和，能和脾胃，故味甜者为甘；苦味其性冷，能解腑脏之热，故味啬者为苦。”

佛门有所谓“高高山顶立，深深海底行”之说，既有高耸入云的道心，又有深入日常的正行，行人能够持之以恒自然成就“自利利他”之盛举，此为释家之“明道”。

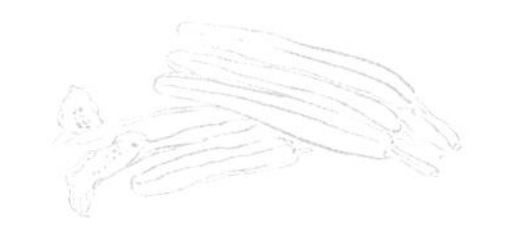

中医为理路

理路是核心理念的实现路径。

理为治玉，所谓“玉不琢不成器”，即是良工从拿到一块璞玉，通过外在的审察，看清内在的品质和体量，以及夹杂、绺裂等缺陷，最大限度利用原料的价值，恰如其分地设计出相应的器物，按照这种设计思路，以切、磋、琢、磨为手段，最终成就一件完美的玉器。

路为道路，关键要点是通畅和通达。畅谓畅通无阻，是路本身平顺和宽畅，以及我们在路上感觉——畅快；达谓使命必达，是指路径与目的的强相关性，甚至唯一性。

南山饮食的理路主要是借助中医体系建立的。中医体系在先秦时期就已经形成了自己的认识论和方法论体系，传统中医的基础之一是“五行”体系，即构成世界的是“木、火、土、金、水”五大元素，智者大师还将“五行”学说应用到释家“四大”

（地、火、水、风）体系中。

南山饮食体系要用到的主要中医知识如下歌诀：

一个整体观，

两个总纲领，

三因治宜病四断，

五行生克六气转，

君臣佐使通七情，

妙用八法天下传。

（一）一个整体观

生命是一个整体，不能任意拆解。由此推而广之，我们对待所有人、事、物的时候，不论是在认识论层面还是方法论层面都需要保持整体观。

1. 从认识论的层面来说

从中医的角度来看，人生天地之间，与天地共同构成一个有机的整体，内外相互影响、相互作用，任何一个系统内的因素变化都会对系统内的其他部分产生影响。《周易·系辞》说：“古者包牺氏之王天下也，仰则观象于天，俯则观法于地，观鸟兽之文与地之宜，近取诸身，远取诸物，于是始作八卦，以通神明之德，以类万物之情。”古圣先贤看待事物的广度，洞察事物本质的深度，可谓高瞻远瞩，算无遗策。这种“天人合一”整体观念的养成，可以使我们看待自身问题与外界关系更加全面、透彻，既不会只见树木不见森林，也不会只见泰山黄河不见长者踯躅、幼者蹒跚。

我们认为，整体观重要的表现形式是“一气周流，土枢四象”。

笔者多年前请教老师：“中医古籍浩如烟海，怎么才能一门深入？”老人家教导：“医尊黄元御，药依孙思邈。”（仅对笔者个人根器而言）

黄元御的核心思想之一是“一气周流”。其在《四圣心源》中指出：“人与天地相参也。阴阳肇基，爰有祖气，祖气者，人之太极也。”其认为人体内有一股无形的气在不停地周转流运转着。先天之气——元气带动脾胃之气旋转，脾气和胃气通过升降旋转，带动肝、心、肺、肾之气左升右降，形成一个完整的如环无端的“一气周流”循环。

人体周流的这一气，升不上去会生病，降不下来也会生病。人体各个器官发生疾病，其实都是人体这团气郁结于该处，致使一气周流运转不畅而产生的。所以，中医讲究治病治本，就是保住元气，使一气周流在身体各脏腑器官畅通，为人体各个脏腑器官的健康提供支持。

黄元御核心思想之二是“土枢四象”。他在《四圣心源》中说：“祖气之内，含抱阴阳，阴阳之间，是谓中气。中者，土也，土分戊己，中气左旋，则为己土，中气右转，则为戊土。戊土为胃，己土为脾。”

土为木火金水的轴心和枢纽，那么脾胃就是其他四脏、四腑的轴心和枢纽。轴运轮行，轮转轴灵，只要轴有足够的动力运转起来，又有足够的能量保持运转，那么其他脏腑自然就会“流水不腐，户枢不蠹”。

孙思邈被后世尊为“药王”，他的两部巨著《备急千金要方》和《千金翼方》给社会各界带来了长久的利益，其中《备急千金要方》是一部非常重要的中医药学著作。

孙思邈具有常人所不具备的广大情怀，他在《备急千金要方·大医习业》中列举的医家必修课，不拘一格包罗万象，告诫学人要融通儒释道等百家之长。在《备急千金要方·大医精诚》中，他又谆谆教导学人，要具有大慈悲心肠，不分“贵贱贫富，长幼妍媸，怨亲善友，华夷愚智”，皆一视同仁，申言“人命至重，有贵千金”。对于遣方用药，孙思邈更是见地精深，他说：“自古名贤治病，多用生命以济危急，虽曰贱畜贵人，至于爱命人畜一也。损彼益己，物情同患，况于人乎！夫杀生求生，去生更远。吾今此方所以不用生命为药者，良由此也。”

正是有医圣张仲景、药王孙思邈为代表的无数古圣先贤身体力行，言传身教，才让后世学人能够站在巨人的肩膀上，使我们对生命的整体观有了更高的认识，学修效果事半功倍。

2. 从方法论的层面来说

生命整体观要贯穿始终，在方法论的层面，是选择根治法还是对治法，还是二者兼收并蓄，是对我们的考验。针对患者的症状，遣方用药解除病痛，是为对治法；如果能改变患者以饮食习惯为代表的人生态度和生活方式，旧疾的复发和新疾的罹患，概率会极大降低，这是根治法。

（二）两个总纲领

此中“二纲”，即指“阴、阳”，这是中国古人认识世界的根本，所谓“一阴一阳谓之道”。《素问·阴阳应象大论》说道：“阴阳者，天地之道也，万物之纲纪，变化之父母，生杀之本始，神明之府也。”

这二者在实际的表现中常见有六种变化形式，即表里、寒热、虚实。其中表、热、实属于“阳”；里、寒、虚属于“阴”。此项实际应用时的典型代表就是“八纲辨证”，是中医辨证的常用方法。

（三）三因制宜

《素问·异法方宜论》曰：“故圣人杂合以治，各得其所宜，故治所以异而病皆愈者，得病之情，知治之大体也。”

三因，即因人制宜，因时制宜，因地制宜。中医治病，要全面考量，然后确定治疗方案，是真正的“以人为本，个体定制”。就以感冒为例，治疗时就需考虑病人的男女老幼，季节的春夏秋冬，位置的东南西北。

因人制宜，男女老幼，东南西北中，各人因缘天差地别，不可同日而语，需要细加审察。

因时制宜，一年之中，有十二月二十四节气；一日之中，有十二时辰二十四小时；一身之中，有十二正经二十四经脉。形式有异，大道归一，病症判断，遣方用药，顺应四时之变。

因地制宜，俗话说“一方水土养一方人”，人食百谷生百病，在一方一地，百谷的和性与药物的偏性自然会形成平衡，那么在我们选择食材的时候，需要充分考虑当时、当地的物产。

（四）病机四断

病机，定义是疾病发生、发展、变化和结局的规律。四断指四个方面进行判断，即病位、病因、病性（病情）、病势。

上述的四断，是和大夫的个人修为有关。扁鹊《难经·第六十一难》曰：“经言，望而知之谓之神，闻而知之谓之圣，问而知之谓之工，切脉而知之谓之巧。”如果我们有了这样的修为，“效如桴鼓，覆杯而愈”就有了坚实的基础。

1. 病位

判断病的位置，即五脏六腑、上中下焦、奇恒之腑、筋脉肉皮骨等。

2. 病因

判断疾病产生的原因。对中医的各大流派而言，各有各的认识论和方法论，同样的病症各自分析判断的病因也不同，各有相对独立的“理、法、方、药”系统，形成自己的逻辑自洽体系。

现代中医对病因的分类，是将致病因素与发病途径结合起来进行分类的方法，分为外感病因、内伤病因、病理产物形成的病因，以及其他病因四大类。

（1）外感病因——六淫等。

（2）内伤病因——七情（喜、怒、忧、思、悲、恐、惊）、饮食失宜（不节、不洁、偏嗜）、劳逸失度（过劳、过逸）。

（3）病理产物——痰饮、瘀血、结石。

（4）其他病因——外伤、虫害、药邪、医过、先天因素、邪祟等。

上述四种病因可以单独或是组合发挥作用。

3. 病性（病情）

病性，即病变的性质，它决定着病证的性质。一切疾病及其各阶段的证候，其主要性质，不外寒、热、虚、实四种。同时，病症的急缓，疾病的轻重，肿瘤的良性、恶性等，都是病性的范畴。

4. 病势

疾病的势力和趋势，包括治疗过程中疾病变化的趋势，是向好，还是恶化等。

现在有一种认识上的误区，就是无论是医生还是患者，一般是以症状来判断身体的健康状况的。有症状就是有病，没有症状就是没病；症状重就是病情重，症状轻就是病情轻；症状加重就是病情恶化，症状减轻就是病情好转，如此种种。

真正的治病，不是以症状为唯一指标，而是以症状产生的因缘为着眼点和下手处，力求对治症状，根治病因，彻底解决问题。我们见过有些精诚大医，治病求本，心有定力。以中医的胃气为本，而非仅盯住西医指标。有时候，一服药吃下去，症状反倒加重了；几服药吃完，甚至出现指标惨不忍睹。这时候就是考验医者功力和患者信心的关键。医生为患者保胃气、存津液，患者遵医嘱、有定力、不动摇，医患同心，最终中医胃气不断增强，西医指标也会不断好转，身体症状也就逐步减轻。很多患者能够脱胎换骨，重返健康。

（五）五行生克

五行是指木、火、土、金、水五种基本功能元素。这里的元素跟现在化学概念上的元素，其内涵是不同的。化学概念里的元素是指物质形态；中医里的五行是指能量形式，主要是说明作用。同时，五行不是中医独有，而是中国传统文化的基本组成部分，在几乎所有领域都要运用。生、克的概念也与一般人的想象不同，我们一般理解的生多指生育、生发、生产等，克是指克制、克服、冲克等，确切解释是：生者，补其不足；克者，制其太过。

五行说起来简单，把五行表背下来就都记住了大概，可是要能真正运用自如，绝非易事。王充在《论衡·寒温篇》中也说："燕有寒谷，不生五谷，邹衍吹律，寒谷可种。燕人种黍其中，号曰黍谷。"这则记事说的是战国时著名五行家邹衍，被燕国太子礼聘为相国，邹衍考察燕国国境时，走到现在的北京密云一带，见有山谷苦寒，遂吹箫一曲，天降土雨三日，暖气随至，此地自此丰衣足食，改名为"黍谷"。

邹衍为什么吹一首乐曲就能感天动地，呼风唤雨，这是古人的寓言故事，实际上借此表达五行之间的生克奥秘：天地万物由五行组成，又有五行的相互作用；乐曲有角、徵、宫、商、羽"五音"，暗合木、火、土、金、水"五行"，能感受到天地的节奏，找到与这种节奏相应的乐曲，演奏起来，四两拨千斤，和天地共振，犹如乐队指挥调动天地。《素问》曰："余闻上古有真人者，提挈天地，把握阴阳……"此之谓也！

在烹饪的过程中，我们也能像邹衍一样，调动食材、灶火、厨具、水分以及自身的因素，和谐共振，相辅相成，交相辉映，众缘和合，最终创造出新的生命。

理解和体认五行的关系，需要在日常生活中体会和运用，特别是制作饮食的过程中，在在处处，念兹在兹，才有可能妙运于心。

（六）六气流转

六气，即风、寒、暑、湿、燥、火六种气候的变化，这六种气过了就是“六淫”。因为暑和火性质相同，所以运气学说中的六气是指风、君火、相火、湿、燥、寒，全称为厥阴风木、少阴君火、少阳相火、太阴湿土、阳明燥金、太阳寒水。

六气学说里，与南山饮食有关的概念，最重要的是少阴君火、少阳相火两气。

《素问》说道：“君火以明，相火以位。”

对生命而言，先天一气就是少阳相火，就是种子所含的生命元气。对植物来说就是种子所含的能量和信息，对动物来说就是受精卵所含的能量和信息。

以植物种子而言，少阳相火遇到外在的助缘，特别是太阳和大地的相火，开始发芽生根，不断汲取阳光、水分、养分等，成长成一个完整的植株。种子所含的能量和信息得到了充分的释放，随后这种能量和信息又会凝结成种子，开始下一次生命之旅。

同理，一个人从受精卵发育成完整的生命体，少阳相火就是受精卵所含的能量和信息，遇到外在的助缘，扎根于母体，不断汲取母体的能量作为相火，包括气血、养分等，成长为完整的生命到分娩独立，开始生命的下一次旅途。

人类作为独立的生命体，内在所具有的相火，与外在的食物和太阳借助植物释放的氧气和合而成的相火“同气相求”共同作用，维护着生命的生生不息。

就南山饮食体系而言，食材本身所具的能量和信息为“内相火”；外部的能量和信息为“外相火”。烹饪是保证内外相火的融合，加之厨者相火、君火的参与，三者共同转化成“食物的君火”，使得“无情”的食材升华成“有情”的食品。

对于厨师而言，可以分为三个级别。

初级是技术层面的厨师，在掌握南山饮食基本理路和程序后，可以把灶火的热量作为外相火引入食材，与食材的内相火融合，累积相火的能量从量变到质变，改变食材的性状，从“生食”变为“熟食”。这是在物质层面的作用，是有限的。

中级是功夫层面的厨师，在初级的基础上，通过练习南山饮食功法，能够用自己身体相火和君火的能量，引导灶火持续注入食材，并得以累积，提升食材的能量等级，成为具有“新生命”的食品。这是在能量层面的作用，与物质层面相比有数量级的提升。

高级是修为层面的厨师，是在中级的基础上，通过自己的君火，能够以“信、进、念、定、慧”五力赋能食材，形成“心生色”，继续提升食品的生命品质，这个层面几乎是无限的。

心属火，需要足够的阳热提供能量来保持君主的地位，才能发挥“神明出焉”的作用。食物只是先锋，自身能量级有限，打通道路后，来自太阳的“清气”以及来自灶火的“阳热”才能提供无限的能量。

（七）七情配伍

七情配伍，又称配伍七情、药物七情。它凝练了中药临床应用的七种基本规律，是中医遣方用药的基础。

《神农本草经·序例》将各种药物的配伍关系归纳为“有单行者，有相须者，有相使者，有相畏者，有相恶者，有相反者，有相杀者，凡此七情，合和视之”。这“七情”之中除单行者外，都是谈药物配伍关系。七情之中与南山饮食烹饪关系密切的主要是以下三种。

1. 单行

单行就是单用一味药来治疗某种病情单一的疾病。如古方独参汤，即单用一味人参，治疗大失血所引起的元气虚脱的危重病证。在烹饪中的应用，就是食品只由一种主要食材烹饪而得，如清炒小青菜、酱烧豆腐等，老火粥和老火水就具有“千里走单骑”的潜力。

2. 相须

相须就是两种功效类似的药物配合应用，可以增强原有药物的功效。如麻黄配桂枝，能增强发汗解表、祛风散寒的作用。在烹饪中的应用，就是食品只由性状类似的两种或两种以上食材烹饪而得，如野山菌炖豆腐、地三鲜等。

3. 相使

相使就是以一种药物为主，另一种药物为辅，两药合用，辅药可以提高主药的功效。一主一辅，相辅相成，辅药能提高主药的疗效。在烹饪中的应用，就是食品只由一种主要食材，配以其他辅助食材烹饪而得，如家常白菜、香辣豆腐干等。

总而言之，中医治疗方案是有战略层面和战术层面考量的。中医业内的说法是：临证如临阵，用药如用兵。组方就是特种部队，用药就是特战小组。出则能战，战则能胜。当然，高手用药组方变化莫测，历史上也不乏善用一味药而名扬天下的。如明代名医张景岳，善用熟地出神入化，医界人称“张熟地”；又如民国时期名医陆仲安，善用黄芪治病，人称“陆大黄芪”；现在陕西中医药大学的国医大师张学文，善用丹参，有“张丹参”的美誉。

因此，借由中医治疗方案的战略层面和战术层面的考量，南山饮食体系也建立起相应的战略层面和战术层面的架构。战略层面就是整体观、一气周流、二纲六变等；战术层面就包括三因制宜、病机四断、五行六气、配伍组方，还有八法治病等。对于南山饮食而言，这个架构在具体应用时，就是“上灶如上阵，用料如用兵”。同样，如果厨师能够把一种简单的饭食做得出神入化，一样可以无往不利，成为食医圣手。

（八）八法治病

中医临证时，先以前面所述诊断方法确定病机诸元，结合三因制宜等，确定轻重缓急，制定治疗方略，然后进入治法。中医治法丰富多彩，正如清代医家程国彭所著的《医学心悟》中所说：“论病之情，则以寒、热、虚、实、表、里、阴、阳八字统之；而论治病之方，则又以汗、吐、下、和、温、清、消、补八法尽之。”

八法之中，与南山饮食相应的主要是五种治法。

（1）汗法：是通过发汗以祛除外邪的治疗方法。

（2）和法：是通过和解或调和作用以消除病邪的一种治疗方法。用于治疗阴阳失和或脏腑失调的病证。

（3）温法：是通过温中散寒、回阳救逆等作用，使寒去阳复的一种治疗方法。用于治疗中焦虚寒、亡阳厥逆、寒凝经脉等里寒病证。

（4）消法：是通过消导和散结的作用，针对气、血、痰、食、水、虫等所结成的有形之邪，使之渐消缓散的一种治疗方法。用于治疗食积、痞块等病证。

（5）补法：是通过补益人体气血阴阳的不足，增强机体抗病能力的一种治疗方法。用于治疗人体的气虚、血虚、阴虚、阳虚等各种虚弱病证。

（九）医不三世不服其药

《礼记·曲礼下》中说："医不三世，不服其药。"后世对这句话的解释有两种，一是学术化的解释，代表作是东汉经学家郑玄的《礼记注疏》，书中称"三世者，一曰《黄帝针经》，二曰《神农本草经》，三曰《素女脉诀》"，这三本书被称为"三世之书"，不读此"三世之书"，则不服其药；另一种解释是俗解，是说"不是三代从医，医理、医术累积的，不服其药"。后世学人考据者代有其人，说法不一，自然是仁者见仁，智者见智。

笔者从另一个角度来谈谈看法。

修习南山饮食系统，要有长远心！

大道相通，中医学习也是如此。真正想要学有所得，还需要有强大的内驱力，即自己有大愿心、长远心。

孙思邈在《备急千金要方·大医精诚第二》中说道：

"老君曰：'人行阳德，人自报之；人行阴德，鬼神报之。人行阳恶，人自报之；人行阴恶，鬼神害之。'寻此二途，阴阳报施，岂诬也哉？所以医人不得恃己所长，专心经略财物，但作救苦之心，于冥运道中，自感多福者耳。又不得以彼富贵，处以珍贵之药，令彼难求，自炫功能，谅非忠恕之道。志存救济，故亦曲碎论之，学者不可耻言之鄙俚也。"

老话说："初学三年，走遍天下；再学三年，寸步难行。"学习任何技艺都需要外在的因缘，内在的希求，再加上以十年为单位的勤苦用功，才有可能一窥门径。中医从理论到实践，从医德到技艺，或浩如烟海，或高山仰止，非穷其一生难以溯本求源，登堂入室，更遑论登峰造极。

宋代文化大家宗杲曾说：

“学不至，不是学；学至而用不得，不是学；学不能化物，不是学。学到彻头处，文亦在其中，武亦在其中，事亦在其中，理亦在其中，忠义孝道乃至治身治人安国安邦之术，无不在其中者。”

这段文字可以成为我们学习南山饮食系统的圭臬，先让自己成为真正受益者，然后以榜样的力量带动有缘人。同时，作为中医人，秉承“但愿世间人无病，何妨架上药生尘”以及“炮制虽繁必不敢省人工，品味虽贵必不敢减物力”的信念，推己及人，帮助患者改变生活方式，进而从根本上解决患者的痛苦，这才是真正的“大医精诚”。

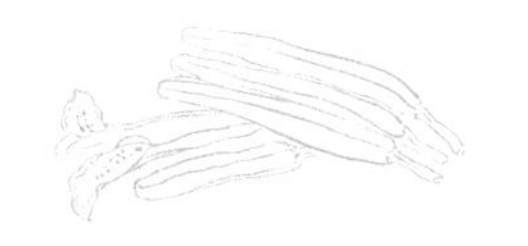

传统武术为实践

《孔子家语·相鲁》有云:“有文事者，必有武备;有武事者，必有文备。”文事者，道理也;武备者，实事也，通俗说就是:“学文，保证我们知道;练武，保证我们做到。”

孔子的父亲是鲁国第一勇士，孔子武力不逊于其父。《吕氏春秋》记载:“孔子之劲，举国门之关，而不肯以力闻。”《淮南子》中说:“孔子之通，智过于苌弘，勇过于孟贲，足蹑于郊菟(狡兔)，力招城关，能亦多矣。”

修文以不惑;习武以不屈。

——南山饮食

(一)体能支持

1. 身体健康

作为南山饮食的厨师，身心的健康是要有基本保证的。世界卫生组织对健康的定义包括以下三个方面。

一是躯体健康：就躯体而言，无严重疾病。

二是心理健康：心理健康在健康定义当中占据着重要地位，需保持良好心态，比如愉快、开心等。无心理痛苦，即无悲观、忧伤、过分焦虑等不良情绪。

三是社会适应能力良好：在生活和工作当中，与周围的人、事（加上物）保持良好关系，人与环境之间保持良好适应。

目前，餐饮行业以法律法规的形式，强制要求从业者必须达到相应的健康标准，并要求办理“健康证”。

2. 体能充沛

传统武术有句老话：困境中练出的功夫叫体能不衰，耄耋之年尚能御敌；险境中练出的功夫叫一心多用，眼观六路耳听八方。

困境是被围困，对武者而言就是被敌人四面围住，自己深陷其中。险境是己在明处，敌在暗处，敌情不明，危机四伏。在困境中机巧的意义不大，体能才是根本；在险境中，体能意义不大，暗箭难防，一招送命，机巧才是关键。故此，困境的着眼点在“身”上；险境的着眼点在“心”上。

南山饮食的烹饪功夫是困境和险境同练的。

烹饪首先是个体力活，然后才是技术活，同时也是个脑力活。作为专业厨师，操动着十几斤到几十斤的锅，上下翻飞，勺来锅往，并且一旦开动短时间停不下来，没有强健的体魄是应付不了的。

技术的展现是要有体力支持的。炒一锅菜，如果厨师连锅都翻不起来，哪里有技术发挥的余地？在操作的过程中还要考虑君臣佐使，先煎后下，如果体力不支，累得大脑一片空白，是不可能做出完美食品的。在南山饮食的烹饪中，长时间的翻锅、翻炒，需要出众的体力。例如清炒土豆丝，翻炒过程中需要把锅底烧红，全神贯注，全力以赴，稍不留神菜就煳了，不是碎成渣了就是黏成团了。对于初学者而言，这样一次炒菜的过程，翻炒要在百次以上，而烹饪“辣炒白菜”翻炒则要到数百次。因而体力支撑是基本保障，这就需要练就“困境中的功夫”为自己保驾护航。

险境体现在以下两个方面。

一是烹饪还是个机巧活。操作过程中，火候的点滴积累，食材性状的随时变化，都需要丝丝入扣，用心体会，及时做出适宜的应对，这就需要险境中练就的功夫。

二是烹饪的环境复杂，危险要素众多。要么是刀，要么是火，要么是开水，要么是滚油，很容易造成不经意的伤害，需要眼观六路耳听八方，随时觉察相关人、事、物的状态，把控人的不安全行为和物的不安全状态，避免伤害自己和他人。

（二）心力和心量支持

我们的心的品质，由两个维度评价，一是心力，二是心量。林则徐任两广总督时在总督府衙题书的堂联曰：“海纳百川，有容乃大；壁立千仞，无欲则刚。”海纳百川指的是心量，壁立千仞指的是心力。

中医常识说“苦入心”，我们认为心力的强劲是由身体遭受的“苦”决定的；心量的广大是由心理遭受的“苦”决定的。五行中“苦味入心”，这个“苦”分有形和无形，有形的苦指的是身受的“苦”，决定心力；无形的苦指的是心受的苦，决定心量。

身体状况分身、心两个方面。身的方面，若厨者体力体能不足，降不住器物，就容易失控，表现出来是失手。

心的方面，若心力不足，就容易失念——走神；若心量不足，就不能与器物融为一体，往往会与器物相处生硬，甚至容易造成互相伤害。

（三）对气的感知和驾驭

对“气”的真实感知，如何才能建立起来？首先可以通过打坐或站桩，清晰、准确地觉知“气”在体内的运行变化：初期是感知气足不足，中期是感知气通不通，后期是感知气连不连。有了自身气感的基础，再去感知外部的人、事、物的气息。这种感知能力叫作“知觉”。有了这种“知觉”，再用这种知觉去“觉知”人情、事宜和物性（物候）。

当对内外在的“气”有了明晰、准确和坚定的觉知后，再进行大量的练习，通过对内在的把握来完成对外在的驾驭，让两者融会贯通，互为助力，成就饮食妙品。

要想对“气”有全面的认知，首先要明了“运动”一词的含义。

在传统古文中，“运”是指内在的气血运行，“动”是指身体外形的动作，既紧密相连又各有侧重。运可以助推动；动可以辅助运，互为表里，互相依存。与“运动”对应的词就是“气力”，运产生气，动产生力；气是力的基础和支撑，力是气的显现和作用。套用传统武术的一句谚语解释“运动”：外练筋骨皮，内练一口气。了解了以上道理，我们就容易理解：现在所说的“运动”实际只是“动”而没有“运”，其作用只是活动肌肉筋骨，套用传统武术的一句谚语：练拳不练功，到老一场空。

现阶段对我们而言，最好打坐和运动并行，当然我们说的运动是传统的武术练习，内外、气力各得其养。打坐看各自的、相应的师承，运动形式可以看自己的因缘或是喜好，内外家均可，有意识地去学练一种传统武术，会和打坐相得益彰。

（四）酣畅淋漓，一气呵成

在现实中会看到一种现象，做饭的女性多，大厨男性多。

我们常说：“上灶如上阵，用料如用兵。”非专业人士难以理解，如果去过专业的饭店后厨就会知道，在厨房忙起来真可谓“刀光火影”“硝烟弥漫”。真正的大厨做起饭来，气势如虹，大气磅礴，面对多大的场面都泰然自若，指挥若定。一旦动手“开火”之后，不论遇到什么困难，都要一鼓作气，坚决地取得胜利。男士天性阳刚，体力较强，上灶有天然的优势。女性属阴，体力较弱，存在先天的弱势，女性若想靠后天努力弥补先天，需要因缘际会，自己还要痛下苦功、脱胎换骨才行。

一般情况下，女性下厨多是解决温饱问题，能够“达到小康”；男性下厨能够“共同富裕”，建成和谐家庭。当然，通过南山饮食功法系统训练，大家的烹饪水平都会有极大的提高，不过最终水平高下还得看各自用功的深浅。

注意：一气呵成，不仅仅指外在形式上的畅达，更重要的是指锅里的气、炉里的气和我们体内的气，合为“一气”，实现更高层次的“一气周流”。真实感受到这种“一气周流”时，做饭就是“外练筋骨皮，内练一口气”，不但成就了食品，而且成就了自己。

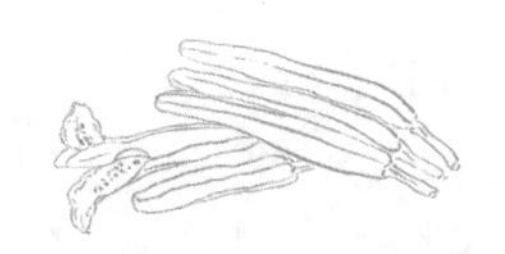

南山饮食体系的作用

南山饮食体系的组成：一个核心，资益二命，三事通达。

（一）一个核心——再造生命

所谓“再造生命”，即食材、食品、食者生命的再造。

我们在做事的时候，起心动念是什么？我们内心是怎么看待这件事的意义的？例如做饭这件事，我们是把它当作“负担”，还是当作“工作”，还是当作“礼物”，还是当作“再造生命”，决定了我们最初的发心，实践过程的心境以及最终成就的高度。

南山饮食的烹饪是调配相应的食材，通过火、器、水和时间等要素的共同作用“再造生命”的过程。烹饪过程中，火候五境“生、熟、香、划、和”的“生”，在不同阶段有不同的含义。在第一个阶段是“生熟”的“生”；第二个阶段是“生发”的“生”；第三个阶段是“生命”的“生”。以此类推，相应的“熟、香、划、和”四境在不同阶段也有不同层面的含义。

生命之特征有二，一是君火、相火俱足，二是五体俱足。

再造生命的过程，首先是“三火归元”，即厨者把食材的相火、燃料的相火、厨者的相火调动起来。和合为一，成为新生命——食品的相火。这时候讲究食材的品质，所谓的有机食品重要的是食材相火充沛，自然就五体强盛，有诸内而流诸外。燃料的相火品质由阴阳决定，而火的阴阳由其与太阳的关系远近决定。由太阳能直接使用为阳中之至阳，由太阳能直接转化的草木为阳中阳之阴，依此类推，凡分八种，后有专篇详述。厨者的相火品质由厨者身体品质决定，分体质与体格而论。

其次，把厨者的君火注入食品，激发食品的相火而生君火，“二君和合”而生新君。最后，二火俱足，体用双彰。内则骨、筋、脉、肉井然有序，营气流行；外则卫气疏布，腠理紧致，一个新的生命应运而生。

笔者曾受武林宗师徐立言老先生“意远则劲长”的教导，深受启发，有缘者同参。

南山饮食体系的核心思想：以生命影响生命，以人生成全人生。

（二）二命资益

我们的生命是由两部分组成的：一个是生理上的身体（身命），一个是精神上的智慧（慧命）。有身命无慧命，犹如行尸走肉；有慧命无身命，犹如镜花水月。身命与慧命都得到荣养，生命才可能圆满。

生命要得到妥善的滋养和增益，“同声相应，同气相求”是基本原则。一切食物的品质越精致，能量越强大，对我们生命的帮助越是简单、直接、高效。

钻石和煤炭的成分都是碳，生命的经历不同，生命的品质就有天壤之别。

同样，我们烹饪食品，是让食材经历极端的历练，诞生“鲜活生命力”，来资益我们自己及家人的生命。厨师更是以自己的生命品质，增益食品的生命品质，并最终增益食者的生命品质。

（三）三事通达

1. 第一事通达：“三不破”

“三不破”即不破其形，不破其色，不破其味。

从食材分拆、清洗，到食材改刀，到过油、过水预处理，再到具体烹饪过程，直至菜品打荷上桌，都要遵循“三不破”原则。

2. 第二事通达：“三再造”

（1）食材生命的再造

南山饮食有一句很诗意的说法：“素食的前世是如画的风景，素食的后世是万象更新。”

在烹饪的过程中，至为关键的是：我们的心境要能明晰、准确、坚定地感知食材的生命状态。《论语》里孔子讲“居处恭，执事敬，与人忠”。古人甚至讲求即便对于一草一木，都有一份真诚的恭敬心。作为厨者，发自内心地尊重每一样食材的生命，无论是一颗土豆还是一根豆芽，感恩它们为了滋养我们而粉身碎骨，奉献生命。即使面对这样“卑微”的生命，我们也能生起平等心、感恩心，这才是孔子眼中的“大人”或“君子”。否则，对卑微者盛气凌人，对高贵者卑躬屈膝，则被称为“小人”。

（2）食品生命的再造

一份合格的食品，无论是主食还是副食，各自都要是一个独立、完整的生命体，有物质的组成，有能量的传输，还要有信息的传递。食品中的每种组成食材，在成品中个性鲜明，又与其他食材相得益彰，是为“和气”。如同一个大家庭，男有男样，女有女样，老有老样，幼有幼样，各具特色，其乐融融，是为“和睦”。推而广之，社会如此，是为“和谐”；国家间如此，是为“和平”。

（3）食者生命的再造

作为食者（厨者也是食者），能够进食“和气”的食物，自然滋养身心，少病少恼，身心安泰，与人和睦相处，做事和谐共赢，自然容易成为“平和”之人。

《素问・平人气象论》说道：**“平人者，不病也。常以不病调病人，医不病，故为病人平息以调之为法。”**

3. 第三事通达：“三利通得”

人生所面临的问题有三类，即生存问题、生活问题和生命问题，南山饮食体系可以同时满足这三个层面的要求，故称“三利通得”。

（1）一利满足生存需要

常言说：“人是铁，饭是钢，一顿不吃饿得慌。”我们日常的各种活动需要饮食提供能量。饮食不能提供或提供不足，就会耗损先天的能量来补充，而南山饮食体系可保证我们日常饮食的能量供给。

（2）二利提升生活品位

现在很多人的生活底色是外卖和手机。学会了南山饮食，我们就能感受到真实的烹饪和饮食的乐趣，不在于食材的昂贵与稀缺，关键在于厨者的真心和真功。以饮食为基础的生活态度和生活方式得到极大提升，重要的是这种生活品质的稳定和提升是自己可把握的。“一锅老火粥，卓然傲江湖！”

笔者的传武师父和师母，在那个特殊的年代，被下放到西北边陲，在沙漠边缘黄沙漫漫的土房里，他们自己养鸡养牛，种菜种花，自给自足；院子里和家里干净得让人难以置信，不要说家里，就连院子里的花，每片叶子都被擦得干干净净……小时候我还不太明白，1987 年暑假，我被高人点破才知道，师父师母两位老人家，是用这种生活方式，为自己在遮天蔽日的冲击中建立了一方心灵净土。用在当时颇为超凡的生活品位，维护着自己人格的独立与尊贵。

例如说，当时师父的儿子备战中考，笔者在师父家住了一段时间为其辅导功课。每天早晨，都会呈现一道风景：很早师父和师母就起床了，师父去给奶牛添草料、挤牛奶，师母准备全家的早餐，昏黄的煤油灯下，看着他们的身影，倍感温暖、温馨而安宁。等师母招呼我们吃饭，就会看到一张简朴的小方桌上已摆好早餐，一小盘咸菜，一大盘烤馒头片，每人一个荷包蛋，每人一碗牛奶，有时还会炒一个小菜，每一样都像是精心摆过盘的（餐饮业术语叫打荷）。在一个个寒风猎猎、漫天飞雪的冬日，这张静静的餐桌，带给我们的幸福感充满内心。时过境迁，三十多年过去了，笔者也一直努力让自己的生活有如此品位，可惜自己先天不足，多年来也没能完全做到。

（3）三利升华生命品质

通常所说的生命品质，可以用《尚书·洪范》中的“五福”来定义：“五福：一曰寿，二曰富，三曰康宁，四曰攸好德，五曰考终命。”长寿、健康、善终贯穿始终。

现实中的很多人，因为受社会环境、工作环境、家庭环境等外部因素影响，工作时以命换钱，生活中以钱害命，生病时以钱续命。中医人常说：“气不通则麻，血不通则木。”气血都不通就麻木了。有人长期耗损自己的先天元气，气血两亏，身心麻木，丧失起码的知觉，对身体内脏腑器官的变化，外部天气、地气、人气的变化，懵懂不觉。很多人一直觉得自己身体挺好的，等到感觉不舒服的时候，一检查就是大病，甚至都到了晚期。

如理如法的饮食，相当于打开一扇“方便之门”，可以帮助我们在一定程度上断恶缘，聚善缘，提升我们的生命品质。在此基础上，随着时间的推移，各自因缘的汇聚，食物、厨者、食者互为良性循环，辗转向上，各自的生命品质持续提升。

综上所述，南山饮食体系的作用是：以生命影响生命，以人生成全人生。

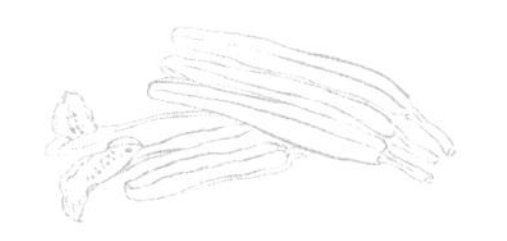

南山饮食体系的关键因素

（一）理念和理路的一致性

理念和理路的一致性，简而言之就是目的地和方向、方法的正相关性。

南山饮食体系，就像大家熟悉的高速公路一样，高效、精准、安全。

高效性就是见效快捷。南山饮食能够改善生活品质，提升幸福指数，且常有效如桴鼓、立竿见影之效果。

精准性就是受众广泛，各取所需。南山饮食既可以自得其乐，私人订制，又可以服务公众，普利众生；既可以一日三餐、日常享用，又可辅助食疗、辨证调治。

安全性自然不必多提，因为我们的食材都属于食品，虽然很多亦有药养之功。

（二）气的体验和觉知

南山饮食烹饪的关键要点是“气”的通畅和通达，以气感统摄全局。

气感靠的是真实体验的建立，只靠背书或道听途说是不可能建立起真实的信心的。

陆游在《冬夜读书示子聿》中说：

古人学问无遗力，少壮工夫老始成。

纸上得来终觉浅，绝知此事要躬行。

我们的眼、耳、鼻、舌、身对外境的感知，从眼到身，是从复杂到简单，从虚到实递进的。换而言之，对事物本质的把握，眼之观感的准确性远远低于身之体感。现实生活中我们有过体会，遇到真正能够打动内心的对境，我们都会不由自主地闭上眼睛，用身心去体会。例如，到了海边、森林、山谷、顶峰、雪原等，或是聆听优美的音乐，或是细嗅鲜花，又或是品尝美食，我们都会不由自主地闭上眼睛……

（三）火的核心地位

笔者当年曾向师父请教："做饭最重要的是什么？"师父教诫："做饭最重要的就是：任何时候心里都不能忘了火。"此为正念，否则为失念。

烹饪时，灶具加热在下，即外相火居下；食材在锅内居上，内相火在上；厨师的相火居其外而入其内，三者共同作用形成食品的相火。具有生命的食品，其君火是"三火归元"后食品相火充足，由厨师的君火引燃形成的。

食材的相火，是食材在生长过程中，获取以阳光为代表的阳性能量，以及以水为代表的阴性能量，和合转化土壤、肥料、空气和时间等各种要素，完成自身内外性状变化，最终成长为独立的生命体。整个过程就是食材累积自身能量的过程。不同的物种内部结构千差万别，累积能量的能力自然不同；相同的物种，生长的环境和过程不同，最终形成的相火同样不同。明白这个道理，我们就可以理解有机食品品质普遍高于一般食品的原因了。

作为“低级相火”的炉火，它的作用是为食材“注能”，烹饪过程中持续地加热，食材的温度增加，能量级提高。但是到了一定程度再加热食材，能量输入和散失达到平衡，食材的能量级就提不上去了，只能把它烧煳甚至烧焦。

作为“高级相火”和“君火”的厨师作用有二。

一是储能。

把炉火的能量继续引入食材，透入内部，打通火能进入的通道，也即生气散出的通道，打个比喻就是为食材打通“任督二脉”。火的能量进得来，还要留得住，存得下。有了储能的机制，食材内的能量才能累积起来。累积到一定的程度，食材的性状会依次转化，生、熟、香、划、和次第展现。例如：熬粥、熬老火汤或下面条时，炉火太大，汤水翻滚，看着热闹非凡，只是炉火的能量都被蒸气带走了，并没有留在食材中。蒸气的能量级比开水高很多倍。

二是赋能。

炉火的相火可以改变食材的性状和能量等级；厨师的相火和君火除了可以改变食材的性状和能量等级以外，厨师还能够给食物赋予特定的信息。为什么慈爱的父母所做的食物，那么充满能量，那么感动人心呢？爱和亲情，也可以由食物来传递。

（四）烹饪过程的里程碑

打个比喻，食材也像人一样，有着其特定的生气、浊气，也可能瘀堵。

食材“经络”打通，内在的生气、浊气排出的通道才能通畅，外相火的能量进入的通道也就同时建立。外相火进入食材内部，与内相火合力，食材的性状转化，最终诞生“新的生命”。

食材“经络”打通之后，烹饪过程的下一个里程碑就是食材性状的转化。

任何食材在烹饪过程中，都会在火的作用下发生性状的改变，这个变化过程随着能量的累积次第展开。厨师要随时体察这个变化，及时做出适宜的调整，掌控变化的过程，保障成品的品质。

例如食材过油的火候把握，前半程，以“打通‘经络’通道”为原则，控制初始油温、油料比、升温节点和速度等。后半程，以“食材性状转化”为原则，控制火候。否则，前半程通道未打通，就加大火力，食材就容易外表焦煳，内在夹生，成品外苦而内酸，不堪食用。后半程火候若不足，食材性状转化就不完全，则会口味寡淡，劲道单薄。

可能有人会说：“我做饭做了几十年了，还不会做饭？”我们的说法是：“方向和方法都正确了，时间才有意义。”请你细品这句话。

观念调整与转变

观念是我们对周围人、事、物认知的底色，是我们判断以及行动的基础。《弟子规》说道：『不力行，但学文。长浮华，成何人。但力行，不学文。任己见，昧理真。』学文就是明理，力行就是达用，二者有机结合，我们才能得到真实的利益。

我们在『南山饮食的理念与理路』中用了大量的篇幅来反复论述『理念』与『理路』的重要性，学习南山饮食体系，最难的是观念的调整和转变。而技术和操作层面的东西，学习起来反而相对容易得多。

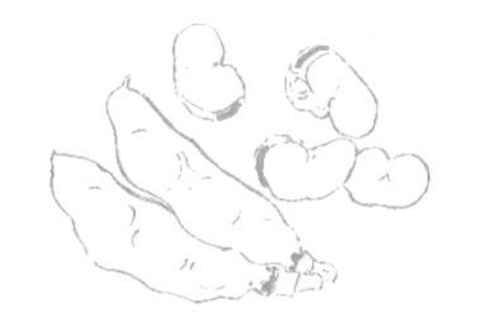

民以食为天的再认知

《史记·郦生陆贾列传》曰:“王者以民人为天，而民人以食为天。”

（一）民的字义

在古代汉语里，常把“人”和“民”分开说，“人”多指有恒业无恒产者;“民”多指有恒业有恒产者。

（二）“食”的定义

《周礼·天官·冢宰》曰：“膳夫掌王之食饮膳羞，以养王及后世子。”汉代经学大师郑玄注：“食，饭也。”食、饮、膳、羞（馐）并提，将主食与饮料、菜肴区别开来。

《周礼》“膳夫”中记载的“凡王之馈，食用六谷”，明确了王室的主食原料是六谷。郑玄根据《周礼·食医》中“凡会膳食之宜，牛宜稌，羊宜黍，豕宜稷，犬宜粱，雁宜麦，鱼宜菰”的描述，认为牛、羊、豕、犬、雁、鱼六牲是膳的原料，稌、黍、稷、粱、麦、菰六谷是食的原料。

综上所述，所谓“食”的本义是指“主食”。

（三）天的释义

1. 神明

我们常说“视若神明”或是“举头三尺有神明”，来表示敬畏、敬重之意。从古至今，饮食在中国文化中都占据着重要地位，从天子以至于平民百姓，凡遇重要的事情多会有饮食供奉。天长日久，饮食的仪式感也成了社会风气的基本指标。就连我们普通人家所说的家规家风，都包括了日常饮食的规矩和仪式感。反过来说，建立一家的家规和家风，也往往多从日常的饮食规仪开始。在传统文化层面，聚餐时座次的安排、上菜的顺序、动筷子的讲究等，都有较为严格、较为专业的说法，大家都会依规行事。

“礼”字依《说文解字》说：“履也。所以事神致福也。”一个人的礼数和礼貌，体现在面对他人时，如对尊者般彬彬有礼，尽显君子之风。

古人教言：“敬惜字纸，爱惜物命。”现在物质丰富了，一些人就开始过度消费，浪费物品，认为反正自己有钱，能够消费得起。按照古人留下的忠告：每个人的人生长度，都是以食用的“廪米”数为计算单位，也就是说都有一定限度。浪费物品就是耗损个人的福报，浪费粮食就是耗损自己的生命。

爱惜粮食分为两个方面：一是厨师，用心用力用技艺，把食材更多的能量释放出来，以此利益大众；二是食者，进食以后有了能量，多做自利利他的事。无论是厨师还是食者，做到了就是惜福修福，做不到就是消福损福。从内心的敬畏，到形式的敬重，我们要把烹饪和进食两方面的事情，都做得更圆满些、再圆满些。

2. 天理

自然法则被称为天理（《庄子》云“依乎天理”），也称天道。食物从种植到收获，再到加工制作成食品，每一个步骤都和天道息息相关。《周易·系辞上》中说：“一阴一阳之谓道。继之者善也，成之者性也。仁者见之谓之仁，知者见之谓之知，百姓日用而不知，故君子之道鲜矣。”我们对“道”的理解和应用，最好的方式是“日用”，能“日用”则不离不弃，知行合一。

历法是天道的日用体现，而中华文明是世界少有的具备两套历法的文明。古圣先贤依照太阳的运行轨迹制定太阳历，其中包含了二十四节气体系，用来指导生产、耕作播种、收获储存等；依照月亮的运行轨迹制定太阴历，就是阴历系统，用来指导生活，盖房起灶，婚丧嫁娶等。

简而言之，中国人的生活里处处有天理和天道，需要我们去了解它，靠近它，融入它，把握它。

3. 天大

饮食是天大的事！一种角度是从我们幼年来说，另一种角度是从我们成年来说。

告子曰："食色，性也。"饮食是我们最本质的需求之一。幼年时饮食的轻松感，能让我们成年后更加自在和率性；幼年时饮食的幸福感，也是我们成年后幸福感的基础，也就是说我们的幸福感是由以上的幸福感类推出来的。幼年时饮食轻松感和幸福感的缺失，是原生家庭对人的根本影响之一。

对于成年人来说，我们知道"人命关天"，我们也知道"人是铁，饭是钢，一顿不吃饿得慌"，我们还知道"病从口入，祸从口出"，只是多数人只是"知道"而已，离"做到"还差得远，真正做到而且得到的时候，才可以称为"知行合一"。

很多人在日常生活工作时，稍忙一些首先牺牲自己吃饭，再忙一点牺牲自己睡眠，还美其名曰"废寝忘食"，在我眼里这往往是“舍本求末”！除非迫不得已的特殊情况，通常来说，吃饭穿衣绝非小事，饭能吃好、衣能穿好、生活能过好、工作能做好。一以贯之，并无例外。

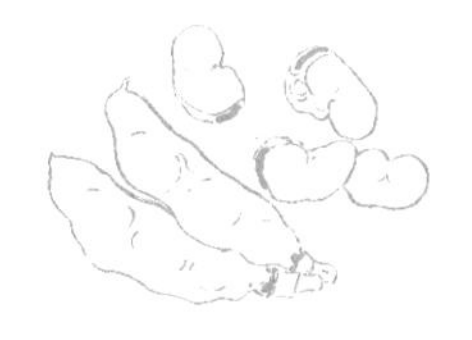

“三生问题”的统一

人生要面对的问题可以分为生存、生活和生命三个方面的问题。

受马斯洛“需求层次理论”潜移默化的影响，一般大家会认为“三生问题”是如下结构。

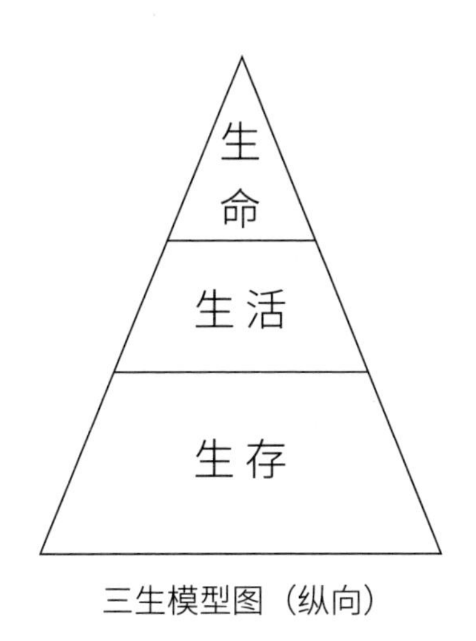

三生模型图（纵向）

这种结构的特点就是：只有满足了“生存”才能提到“生活”；只有满足了“生活”，才能谈得上“生命”。很多人认为物质条件满足了，才可以谈生活、谈精神、谈理想。

（一）“三生”问题的新认知

我们认为的“三生”的基本关系，是如下这张模型图。

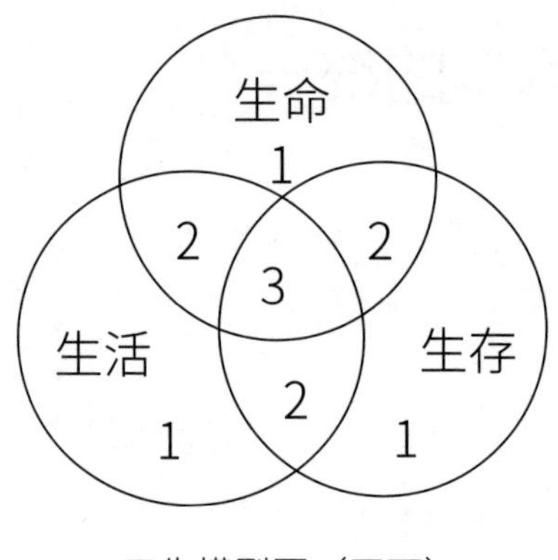

三生模型图（平面）

三者之间两两相交，中间是三者共有的部分。不同的人，相交的程度是不一样的，不同的人群相交的程度也是不一样的。相交的程度越高，说明个人或对应人群的人生品质越高，当然，最理想的状态是三个圆合为一体。

图中的数字，代表在该区域付出一份努力的得益，分为三类，即图中所示 1、2、3。

1 分区代表该付出与其他区域无关。

2 分区代表该付出的得益是算术级数倍，同时在两个区域作用。

3 分区代表该付出的得益是几何级数倍，同时在“三生”的所有区域起作用。

举例说明：比如一名老虎饲养员，饲养老虎这项技能在生存方面是决定性的因素，饲养老虎技术在生活和生命方面的作用很小；再比如一名音乐老师，那他的音乐技能，除了在生存上的作用外，在生活中也可以起到很大作用；作为一名南山饮食系统的厨师，其饮食理念和烹饪技艺，在生存、生活和生命的活动中都可以发挥极大的作用。以此类推，感兴趣的读者可以试试给各类职业和工作分分类，把自己日常的事情分一下类，看看“三生”各占多少。

（二）“三生”问题的解决

现实中，我们的人生是可以从“生活”方面入手的，进而带动“生存”方面，推动“生命”方面，最终达到“三生”问题的圆满解决。

所谓从“生活”方面入手，是指生活的品质保证和提升，即便一碗稀粥，一碟青菜，一盏明灯，一样可以活出人生的精彩。

感受到这样的生活品质以后，让自己安住在这种状态中，下可以为自己的生存提供指引，即所谓带动“生存”问题的解决；上可以为生命的超越提供支撑，即所谓推动“生命”问题的解决。

现实生活中有一个有趣的现象，就是多数的厨师在家是不做饭的，不论红案、白案，一般认为厨艺是工作技能，属于生存范畴，做饭是家庭主妇的工作，属于生活范畴。这二者在多数厨师的眼里是不相通的，更不用说“生命”问题了。

作为一位事理通达的南山饮食厨师，则是可以把“三生问题”打包解决的。南山饮食体系具有“下可保底，上不封顶”的基因。

真正能把“三生问题”合为一体的人，比如各种传统技艺的大师，如中医、传武、古建、文博等领域的成就者；再如儒释道的知行合一者。凡是不能合为一体者，多是理念缺失、理路不明所致，所以中医界有这样的说法：执药不如执方；执方不如执法；执法不如明理。

笔者少年学习传统武术所幸遇的师父、师母二人，用他们真真切切的生活，让笔者明白了生活的真谛——用人生态度为天，高明为性；生活方式为地，博厚为性，构建具有自己人生底色的小天地，然后才随缘实现人生的其他目标。

详见“附录二：感念师恩——小记传武师父”。

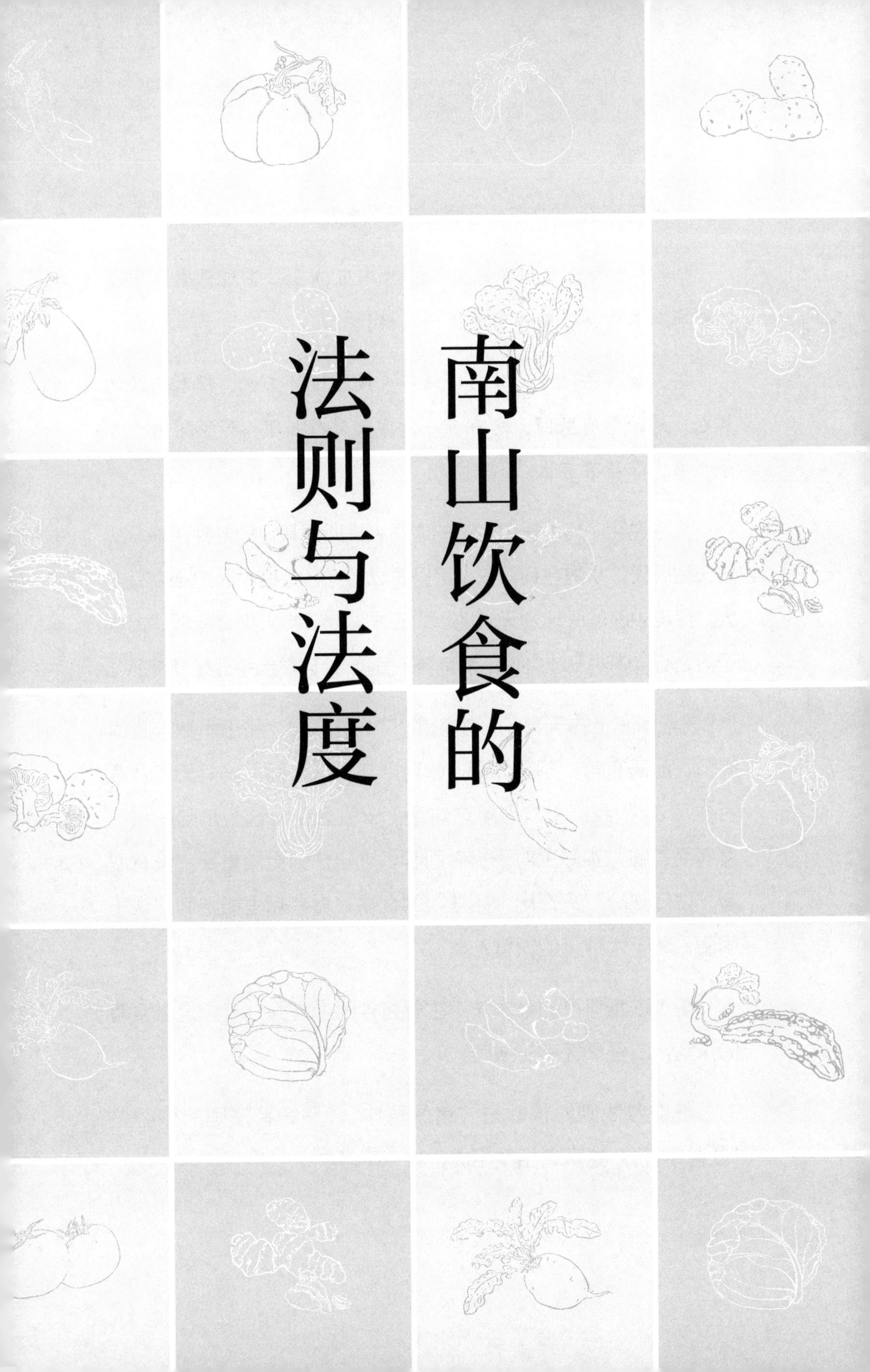

南山饮食的法则与法度

明代医家裴一中在《言医·序》中说：

“学不贯今古，识不通天人，才不近仙，心不近佛者，宁耕田织布取衣食耳，断不可作医以误世！

医，故神圣之业，非后世读书未成，生计未就，择术而居之具也。是必慧有夙因，念有专习，穷致天人之理，精思竭虑于古今之书，而后可言医。”

文中说明了作为一名合格的中医大夫所要具足的各种条件，从先天到后天，从内在到外在，可见要成为一名合格中医的难度有多大。传统中医的医理通天、地、人三才，我辈学人果真能够“上具圣人之心，中明三才之理，下有神乎其技”，自然出手即是“神品”。

《素问·上古天真论》中说道：“法于阴阳，和于术数，食饮有节，起居有常，不妄作劳，故能形与神俱，而尽终其天年，度百岁乃去。”我们平常理解这句话，一般会认为这些法则是对于食者而言的，实际上对于厨者而言，这些法则更加重要。没有厨者“法随法行”烹饪出“如法”的食物，食者哪里能吃到“法于阴阳，和于术数”的饮食？

南山饮食体系的基本法则主要包含两个方面，一个是进食者的法则，二是烹饪者的法则。

进食者法则的核心是“诸恶莫作”；烹饪者法则的核心是“众善奉行”。这两者相辅相成，缺一不可。

进食者的法则

在南山饮食系统中，是以进食者为主导的，进食者起着主导作用。中国传统文化倡导这样的善恶观：『人为善，福虽未至，祸已远离。』离我们最近的善就是『止恶』，『止恶』才能『扬善』。不自己祸害自己，是自己可以把握的。

食者当知：现在不把饭当药吃，将来就把药当饭吃。

对于那些不好好吃饭的人，我甚至建议：不妨用服药的心态和方式来吃饭。

进食者的法则：以服药之心进食。

因为『药食同源』，服药的心态有三个要点：一是目的明确，意愿强烈；二是按时按次，保质保量；三是注意禁忌，心存敬畏。

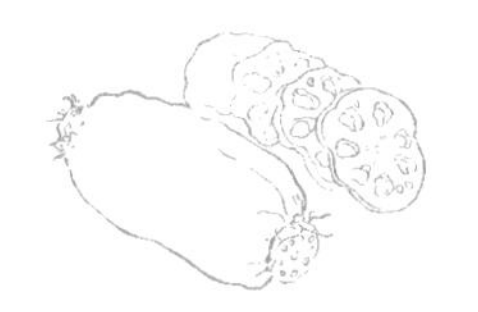

日常饮食通则

（一）主食为主，副食为辅

《素问·脏气法时论》篇有说“毒药攻邪，五谷为养，五果为助，五畜为益，五菜为充，气味合而服之，以补精益气”，已经说明了饮食结构的基本组成，即五谷、五果、五畜、五菜，主次分明，相得益彰。

南山饮食的标准是每天 60% 以上的进食量是主食，每顿饭主食的品种尽可能少，最好一种，至多不超过两种。原因是主食即是做主。

（二）禁食或慎食

《伤寒论》指出服桂枝汤等方药之时“忌生冷、黏滑、肉面、五辛、酒酪、臭恶等物”。生冷食物的代表有“四大凉”，就是水果、冷饮、寒凉的茶和牛奶；黏滑食物是指黄米糕或黏糕等难以消化之物；肉指各种肉类等肥甘厚腻之品，东汉时期面食的发酵技术尚未普遍，面食往往坚硬难化；五辛指小蒜、大蒜、韭、葱、兴渠等易致发散太过，损伤正气的食物；酒酪指酒类、高脂肪食物、奶油、动物油脂等各种助湿伤脾之物；臭恶指各种气味不正、影响气机流通之品。

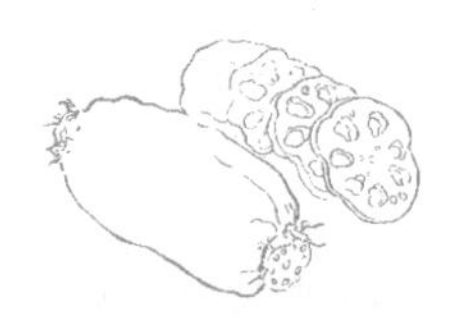

选择能量

我们在选择食材或是食品时，不能只是看重营养成分，更要看重能量。食材的能量是阳光、水土、空气等要素能量的累积；食品的能量是烹饪过程火候的累积。

有些国人在饮食上随顺西方观念，听从某些“国际专家”的说法，大量进食“甘、脆、肥、浓”（梅乘，《七发》）之物，以求食物丰富，营养均衡，实际上中国人要根据中国人的体质进行“因地制宜”。

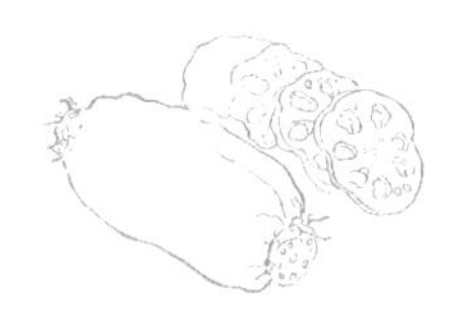

选择厨师

我们选择食物时要加一个指标：厨师的身心品质，至少有一个方面要高于我们。

通过前面的讲述，我们已经知道，最终食物的品质是由诸多因素和合而成的，最重要的是食材、火候和厨师，分别占比20%、20% 和 50%，其他因素仅占 10%。

真正的行家去吃饭，都是追着厨师去的，厨师在哪儿，就去哪儿；厨师拿手菜是什么，行家就点什么。

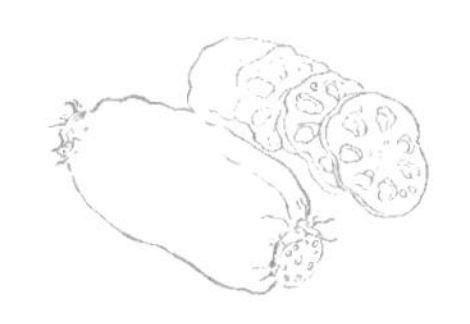

智者大师调和饮食的法则

古代圣贤对于调和饮食，提出很多精辟论述：

“调食者，夫食之为法，本欲资身进道；食若过饱，则气急

身满，百脉不通，令心闭塞，坐念不安；若食过少，则身羸心悬，意虑不固。此二皆非得定之道。若食秽浊之物，令人心识昏迷；若食不宜之物，则动宿病，使四大违反。”

此段论述要点分析如下。

（一）饮食不可过饱或过少

这一要点秉承《素问》“食饮有节”的法则，说明饮食过饱则会引起气息急促、胀满瘀堵，十二正经和奇经八脉等经脉不畅通，使人心胸闭塞沉闷。若饮食过少，则会身体羸弱，体力不支，心意虚悬，不得安止。饮食过饱或过少，都非正道。需要时时警觉，不可失念纵意。

（二）不可进食秽芜和污浊的食物

此中所说的秽浊之物，是各有所指的。秽者，本义是荒芜，从禾，指向食物；浊者，本义是饱含泥沙杂物的污水，从水从蜀，指向饮品。秽浊之物，是指被污染的食品和饮品。南山饮食常说具“三德六味”，其中就包括饮食不被污染。

（三）不可进食不合时宜的食物

传统中医讲求“三因制宜”，即因时制宜、因地制宜、因人制宜，亦可俗称天时、地利、人和。饮食亦如是。

天时者，即指食材是应季自然生长的，不是反季节的；地利者，即指食材是当地出产的，不是远方长途运输而来的，常言道“一方水土养一方人”，即是此意；人和者，即指食材的性、味、归经等要和食者的体质相适应，不能有较大的违反。

能够做到“三因制宜”，即符合“如法德”的要求。如果进食的不是上述标准的食物，则有可能或多或少不利于食者的身体健康。

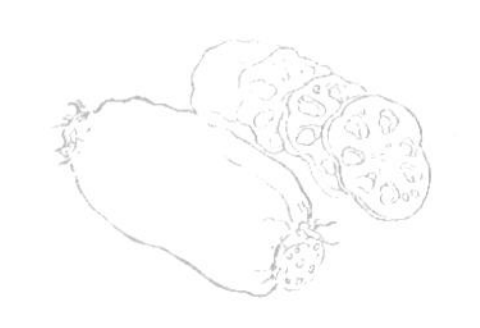

食量的把握

我们的食量由两个方面的因素决定。

第一种决定食量的因素：脾胃之气与水谷之气的相应程度。《周易·乾》曰：“同声相应，同气相求。”脾胃之气与水谷之气的相应程度高，则饭量就大；相应程度低，饭量就小；零相应程度，一口吃不下；相应程度为负数，开始反胃；负相应程度低，觉得恶心；负相应程度高，直接就吐了。

现实生活中，按心神知觉和脾胃阳气两个维度划分，主要有两类四种代表性人群。

第一类是心神明晰型。这类人心神在位，能够做主；知觉到位，一叶知秋。这类人中如果脾胃阳气足，即与温热的食物相应，喜欢吃养阳的食品；如果脾胃阳气弱，寒凉的食物就吃不多或吃不下。

第二类是心神暗昧型。这类人心神失位，知觉不敏。如果脾胃阳气足，即寒热不论，来者不拒，什么都敢吃、能吃；如果脾胃阳气弱，脾胃虚寒，即与寒凉的食物相应，就喜欢吃“生冷寒凉”的东西，温热的食物就吃不多或吃不下。

同理可知，人与食品的清浊之间的关系也是如此。

当然，不同的人对事物的抉择机制是不同的。有些人是从理上入，即先明了道理，再依理而行，抉择的是“该不该吃”；有些人是从事上入，依据的是自己的感觉，抉择的是“能不能吃”。

另一种决定食量的因素：气足。

常言道：“精足不思欲，气足不思食，神足不思眠。”气足之后的“不思食”才是正常的，不贪食也不厌食。切不可把脾胃失调后的“厌食症”当成“气足不思食”。普通人不经历精制的、如法的饮食长期养护，而是饭量很小或者故意不吃，说明一直耗损先天的元气供给日常活动，古人称之为“以随侯之珠，弹千仞之雀”。

烹饪者的法则

南山饮食的『厨师』，本质是『民以食为天』的知行合一者，是再造生命的主导者。那么，南山饮食厨师的养成，同样是一段『再造生命』的旅程。

大道相通，《庄子·养生主》的内容与南山饮食的理念相辅相成，若细心体会，则受益匪浅。文字浅显易懂，录之于后，学人自知。

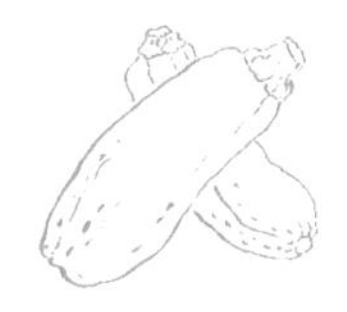

庖丁释刀对曰："臣之所好者，道也；进乎技矣。始臣之解牛之时，所见无非牛者；三年之后，未尝见全牛也。方今之时，臣以神遇而不以目视，官知止而神欲行……良庖岁更刀，割也；族庖月更刀，折也。今臣之刀十九年矣，所解数千牛矣，而刀刃若新发于硎。彼节者有间，而刀刃者无厚；以无厚入有间，恢恢乎其于游刃必有余地矣！是以十九年而刀刃若新发于硎。虽然，每至于族，吾见其难为，怵然为戒，视为止，行为迟。动刀甚微，謋然已解，如土委地。提刀而立，为之四顾，为之踌躇满志，善刀而藏之。"

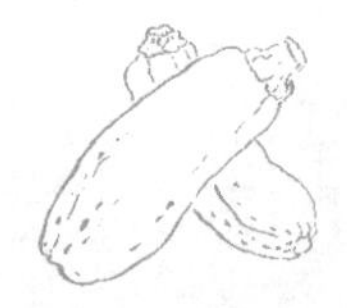

烹饪者的通则

（一）身份的体认

南山饮食的核心是“再造生命”，就是厨师把食材通过火、器、水等的共同作用，再造食材的“生命”，再通过食品帮助食者再造“生命”。

厨师是再造生命过程的源头和主导者，首先要完成对南山饮食烹饪定义的体悟和确认，然后通过系统修学，完成知识、认知和技能的突破，最终完成自我身份的转换和体认。

央视纪录片《舌尖上的中国》第二季，在《心传篇》结束时的旁白说得极好：“厨师，既是文化的传承者，也是文明的缔造者。”可以共勉！

（二）生命的体认

对食材、食物和食者的生命形态，要有明晰、准确、坚定的体认。有了体认之基础，我们才可能升起对所有与自己有缘的生命之真诚恳切，这时烹饪不是在干活，而是在生活，甚至还可以养生、防病、调理。

（三）烹饪的基本原则

在烹饪具体操作上，我们需把握一个基本原则，即上灶如上阵，用料如用兵。

上灶如上阵，即南山饮食的八字诀——全神贯注，全力以赴。

用料如用兵，既要对各种食材的性、味、功用了如指掌，又要对菜品的烹饪程序和要点操控自如，在烹饪过程中对所有相关要素的变化体察入微，物尽其用，爱“兵”如子。

（四）烹饪的基本标准

让人赏心悦目的食物，基本标准是色、香、味、气俱佳。

如果仅从入门的程度来说，要求有三。

首先，刀工要过关，即食材形制、食材体量均衡，还要满足不破其形、不破其色、不破其味的“三不破”要求。

其次，味型明确，食材配比合适，君臣佐使，各司其职。

最后，火候过关，出品时锅气十足，食材本色呈现，相映生辉。

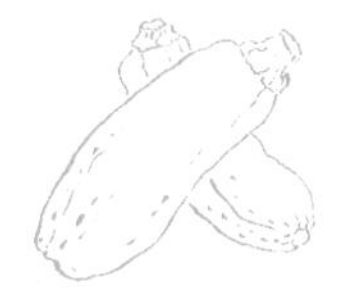

厨师的修为

中医五行中，人归于“土”位，谓之“土枢四象，土托四行”，即是说只有人才能把握木、火、金、水“四行”，调和诸方要素。

对于厨师，需要具备如下四个必要条件。

（一）食材的把握

（1）掌握食材的品种、特质、性味、功用等（学好就堪称半个“执业中药师”）。

（2）掌握食材挑选的基本标准和方法。

（3）掌握食材备料的基本原则和方法。

（二）火源的把握

（1）掌握各种炉具的使用，各种燃料输出的火焰特点（阴、阳、急、缓等）。

（2）对火力的猛、大、中、小、微五级有清晰的感知。

（三）器具的把握

掌握各类厨具、餐具及用具的特性，在食物烹饪以及出品的各个阶段都能熟练使用相应的器具。

1. 厨具

厨师在烹饪过程的各个阶段直接使用的器具，如炉具、锅具、铲、炒勺、漏网、刀具等。

2. 餐具

食者在进食过程中使用的各种器具，如碗、盘、勺子、筷子等。不同的食品使用什么样的餐具，才能更好地保护和呈现食品，同时增益食者进食的顺畅愉悦，是厨师要把握的要素。当然这个要素是随着厨师对食品的理解和情感深入自然实现的。

3. 用具

厨房支撑运作所需的各种设备、器具等，如冷藏设备、存储设备、加工设备等。

（四）烹饪用水的把握

对水的特性有真切体会，烹饪过程中能把握水的特性和转化过程。

李时珍在《本草纲目·水部》中说“水为万化之源”，水在烹饪过程中起到传递能量、转化性状、平和火气、调和百味的作用。《本草纲目》记载了四十三种不同性质的水，功用天差地别，需要厨师在烹饪时用心体会。

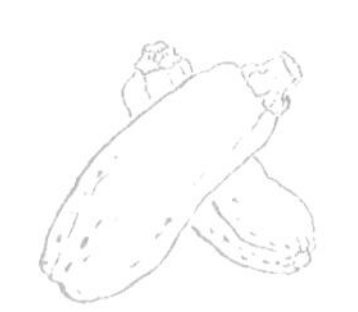

厨师的养成法则

学习南山饮食的过程因人而异。《易经·系辞上》云：“形而上者谓之道，形而下者谓之器。”从上到下依次为“道、法、术、器”，每个人入门的因缘是各不相同的。

（一）由下而上型

由“器”入门，如登高山，逐步提升者称之。

多数学人的根器因缘属于这类，从多数厨师的学习过程就可见一斑。先从洒扫清洁、洗碗洗菜开始，再到切菜配菜，然后上灶掌勺。最终是否能够百尺竿头，更进一步，要看个人的造化。

有一些专业厨师跟笔者学习南山饮食，六七年时间过去，总结了两个特点：一是开始学习，上手迅速，很快就可以做得有模有样，但后面就进入瓶颈期，进步缓慢；二是很多传统厨师行业从业人员知识水平不高，技术层面达到一定高度以后，就需要在认知层面进行提升，对不少专业厨师来说这是“玻璃天花板”，很难突破。

（二）自上而下型

由“道”入门，凭高视下，势如破竹者称之。

少部分心力强大又心量广博的人，凭高视下，很快就能达到高手的境界，出品就可达到“佳品”的位次。稍加点拨就可势如破竹。

2022年有位中医界名家来我这里学习交流，这位先生在人生前六十多年从未下过厨房，对厨艺可谓一窍不通。但是先生在中医学上的造诣很深，是中医传承与文化领域的里程碑式人物，堪称当代中医“大医精诚”的表率。我们之间一经交流就心心相印、“心有灵犀一点通”。先生誓愿宏深，对南山饮食的“理、法、方、食”都有极深的见地。该先生第一次学做包子，拿来让笔者品鉴，笔者仅品其香，一股清气直入丹田，这已经是“妙品”的层次了，一般人没有十年以上的修学是不可能达到的。

（三）上下通达型

道器并重，体用双彰者称之。这类人既通达道理，又心灵手巧，在天赋和因缘俱足的基础上，还要刻意勤苦练习才可能做到。当然，这种类型的人是很少见的。

笔者几年前开始教导一位这类的学子，其本身是中医药大学中医学专业的毕业生，又有传统文化家庭的熏陶，心灵手巧，与笔者结缘后开始学习南山饮食，自己又精进用功，几年时间就达到了入门级的理、事通达阶位，未来可期。

（四）自性天真型

这种类型主要是一些小学生。

在多年的教学实践中，出现过一种现象，就是许多小朋友没有接受过任何的烹饪训练，甚至从来没有做过饭，但上手接触南山饮食，做出的饭菜就是“佳品”以上的层次，让人叹为观止。

这种现象的出现，内在的原因如下。

（1）小朋友身体健康，还是纯阳之体，相火旺盛，与食材的相火、炉具的相火相互作用力强大，使食材性状转化更加快捷、彻底，能量等级更高。

（2）小朋友内心清净，物我两忘，纯净自然的心绪极易发挥作用。

（3）小朋友生机勃勃，与食材的生发之气“同气相求”，交相辉映，极大地提升了食品的生命品质。

同时，由于小朋友对食材性状的把握、火源的操控、器具的使用等方面还不够熟练，影响了最终的成品级别。否则，很多小朋友的出品是可以达到“妙品”级别的。

当然，无论哪种类型，假若持之以恒，最终的目的是一致的。《中庸》说道:“或生而知之，或学而知之，或困而知之，及其知之，一也。或安而行之，或利而行之，或勉强而行之，及其成功一也。”即是明述此理。

厨师身、心两个方面的品质，至少有一个方面高于我们，他烹饪的食物才是我们进食的首选。

——南山饮食

南山饮食食疗的治则

国医大师陆广莘曾说：任何物质都不能代替生命的『五自一包』。五自就是自组织、自演化、自适应、自稳态和自调节；一包是生命的边界。

中医侧重着眼『生病的人』，西医更多针对『人患的病』。

南山饮食在食疗上的作用，本质上是通过调理脾胃，恢复后天的机制和功能，并持续为恢复后的机制运行提供能量。具体治则上分为两类，一是治本法，二是治标法。

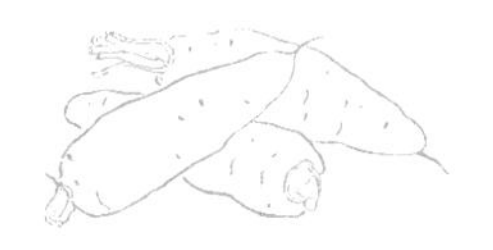

食疗治则

南山食疗遵循三个基本原则，略解如下。

（一）治本为主，治标为辅

南山食疗不但着眼当下的症状，而且力图解除病因、断除病根。要保证这样的效果，就要在“理、法、方、药”各个方面统筹考虑，治本与治标兼顾，当前与长远共谋。

（二）君子务本，纲举目张

《论语》有云："君子务本，本立而道生。"南山饮食的食疗所求之本有二。

一是先、后天之本。脾胃为后天之本，脾胃阳气充足，土枢四象，不但能驱动四维运转，还可以滋养先天。以脾胃为着眼点和下手处，唤醒了脾胃，让其正常运转起来，其他脏腑自然也就相应运转。肾为先天之本，相火之源，肾得固护，相火充盈，则生命之源长远。

二是阴阳之本。《素问·阴阳应象大论》曰："阴阳者，天地之道也，万物之纲纪，变化之父母，生杀之本始，神明之府也，治病必求于本。"

南山饮食的"求本"之道，即从调理脾胃入手，先以食物充足的阳气融化寒湿，脾胃寒冷凝滞的性状得以转变，脾胃的阴阳得以调和，全身阴阳升降自如，自然轴运轮行，生命自愈功能开始恢复，多数病症有望得以缓解。

（三）诸恶莫作，众善奉行

《三国志·蜀书·先主传》有云："勿以恶小而为之，勿以善小而不为。"

断除对身心不利的恶习，力所能及地做好养护自己的事情，恢复自身自愈的功能，并为这些功能的持续进行提供充足的能量。这是南山饮食对身心健康的基本观念。

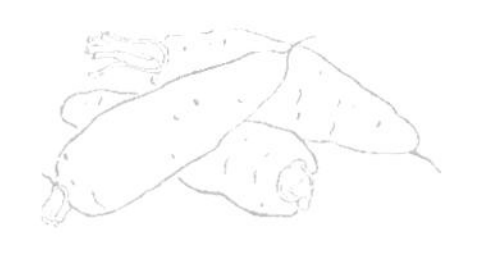

食疗与药疗的关系

医圣张仲景非常重视药疗和食疗的配合，在《伤寒论》中有几十首方子，后面都注明需要饮食配合，以提高治疗效果。

药王孙思邈，医理、药理造诣深厚，在《千金翼方·卷第十二·养性》中说：

“不知食宜者，不足以全生。不明药性者，不能以除病。是故食能排邪而安脏腑，药能恬养性以资四气……是故君父有疾，期先命食以疗之，食疗不愈，然后命药。”故为人子女、为人父母须深知食药二性。

又在《备急千金要方·卷第二十六》中说：

“是故食能排邪而安脏腑，悦神爽志，以资血气。若能用食平疴释情遣疾者，可谓良工，长年饵老之奇法，极养生之术也。夫为医者，医者当须先洞晓病源，知其所犯，以食治之，食疗不愈，然后命药。”

孙思邈“知食宜、以全生”“饮食能排邪而安脏腑，悦神爽志，以资血气”的认识，以及食疗“良工”的说法可谓食疗之圭臬。“医者当须先洞晓病源，知其所犯，以食治之，食疗不愈，然后命药”的主张，就是食疗与药疗关系的纲领，简而言之，即“食以补和，药以纠偏；先以和补和，再以偏纠偏”。

南山饮食食疗的治法

依据南山食医和中医的治则，我们在面对患者，具体施治时，上依圭臬，下循『三因』，力求断除患者的苦痛。

治未病

（一）初级治法

按照上文“进食者的法则”来做。此阶段简称“好好吃饭”。

治未病的思路是“苦处着眼，乐处着手”，先让人尝到甜头，再逐渐改变。古人说，一个人在两种情况下容易听别人的劝说，一是在难中，二是在病中。一个人会改变饮食习惯，原因有两个，一是尝到了甜头，二是吃够了苦头，关键是看哪“头”先到。

（二）进阶治法

在初级治法的基础上，系统地进行运动。以年为单位安排运动计划，有考核，有奖惩，“运”与“动”的内容相辅相成，最好能有一项传统武术项目的习练，成为自己的日常项目，最终让运动成为自己生活的组成部分，就像吃饭、睡觉一样。做到了这些，身体会有本质性的改变，身体的品质就有了飞跃，此阶段简称为“好好吃饭、好好运动”。

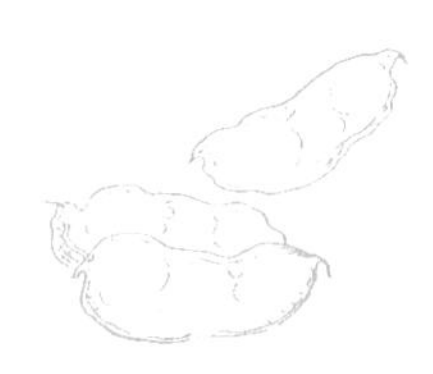

治已病

对已经显现出病症的人，需要标本兼治，不能放纵拖延。

从南山饮食体系的角度，提如下几点建议。

（1）按照南山饮食的标准烹饪和进食。

（2）调整后每日的进食量里 70% 以上是主食，且主食中尽量以面食为主。

（3）暂时禁食水果、冷饮（特别是碳酸饮料）、牛奶等寒凉的食物。

（4）断除抽烟、喝酒、刷手机、打牌、熬夜等损害身体健康的不好习惯。

（5）每天适当静心与运动，可以选择静坐、瑜伽、站桩、太极拳、八段锦、易筋经等。

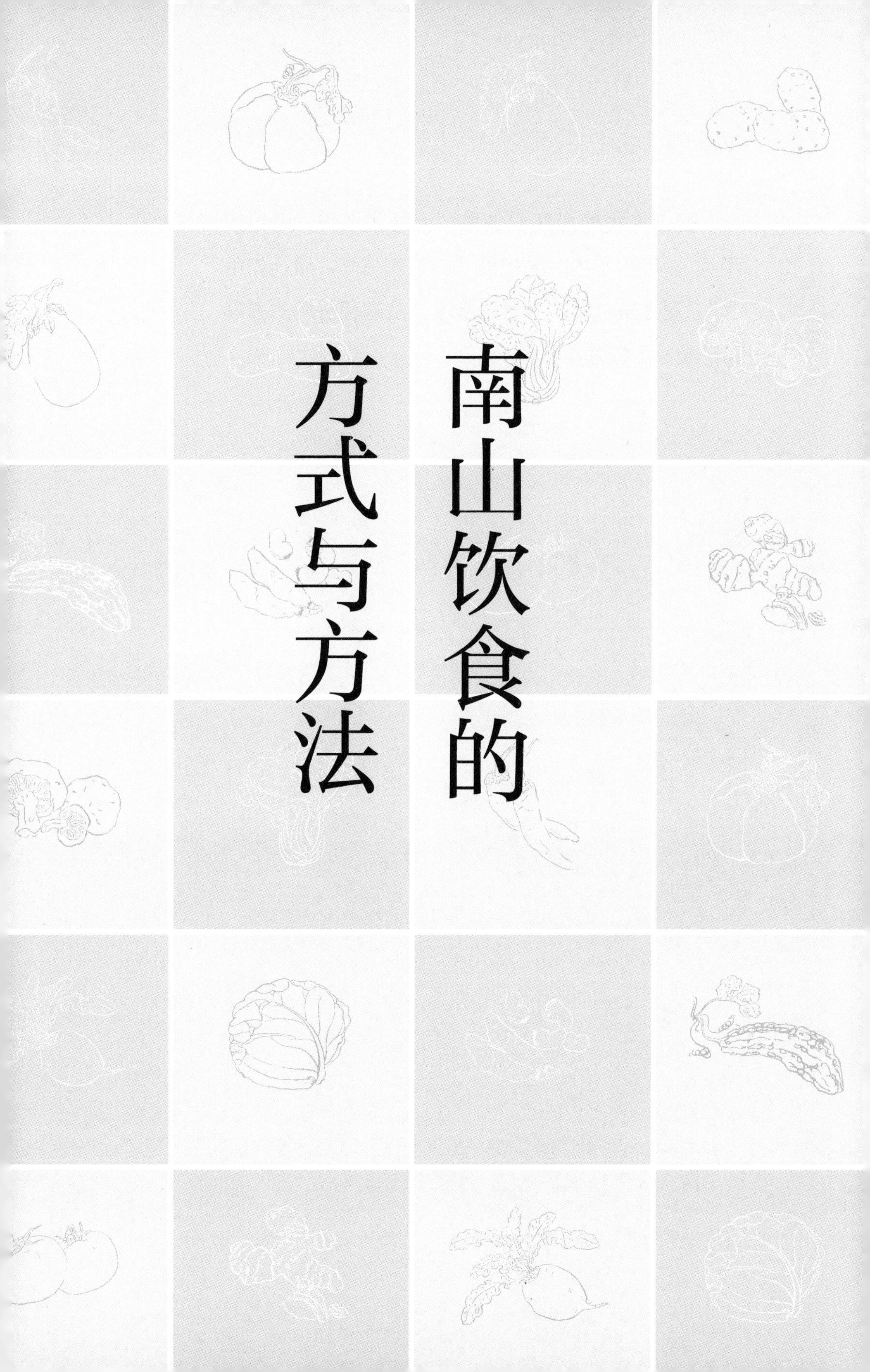

南山饮食的方式与方法

南山饮食的烹饪要诀是“上灶如上阵，用料如用兵”，等同于中医治疗的“临证如临阵，用药如用兵”，理法是战略，方食是战术，战略和战术的高度统一是战果的基本保障。

南山饮食的烹饪方法

袁枚在《随园食单》中说道：『一物有一物之味，不可混而同之。犹如圣人设教，因才乐育，不拘一律。所谓君子成人之美也。』

同理可知，南山饮食的烹饪过程可以看成是『对食材的教化过程』。

南山饮食主要的烹饪方法如下。

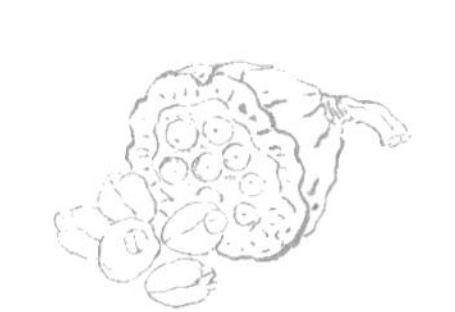

以“火”的作用为主

（一）炸

炸是一种旺火、多油、无汁的烹调方法，南山饮食中多用来对食材进行预处理。

炸有很多种，我们常用的有三种。

（1）清炸，直接放入热油中炸熟。

（2）软炸，把生粉（面粉）拌成稀糊，食材放入挂糊，放入油锅炸熟。

（3）干炸，生粉（面粉）拌成稠糊，把食材放入黏稠的面糊中挂糊，放入热油中炸酥脆。

（二）炒

炒是最基本的烹饪技法，其原料一般是片、丝、丁、条、块。

炒时要用旺火，要热锅热油，所用底油多少随料而定。

依照材料、火候、油温高低的不同，细分还有煸炒、清炒、炝炒等。

（三）炖

炖和烧相似，所不同的是，炖制菜的刀工与烧菜不同，汤汁也比烧菜的多。

炖先炝锅，后下主料，再冲入汤或水，大火烧开，再小火长时间慢炖。

（四）烧

烧是先将主料进行一次或两次以上的热处理之后，加入汤（或水）和调料，先用大火烧开，再改用小火慢烧至或酥烂或软嫩或鲜嫩（蔬菜）的一种烹调方法。

由于烧菜的口味、色泽和汤汁多寡的不同，它又分为清烧、红烧、酱烧、辣烧等许多种。

（五）烩

烩有三种。

烹饪方法一，炒菜后加少量的水和芡粉，如麻婆豆腐，需二次勾芡。

烹饪方法二，多种食材烩制在一起，如罗汉烩菜。

烹饪方法三，把主食和菜品混在一起加水烹饪，如烩面片、烩饼、大杂烩等。

（六）熘

熘是用旺火急速烹调的一种方法。

我们常用的熘法一般是先将原料经过旺火急炒，然后将调好的芡汁浇淋于处理好的原料表面。如醋熘葫芦等。

（七）煎

煎是先把锅烧热，用少量的油润一下锅底，然后把初加工成型（一般为扁形）的原料放入锅中，用少量的油煎制成熟，是介于炸和烤之间的一种烹饪方法。如煎饼、翡翠金镶玉等。

（八）烤

烤是把食物原料放在烤炉中利用热辐射使之变熟的一种烹饪方法。

烤制的菜肴由于原料是在干燥的热空气烘烤下成熟的，所以表面水分蒸发，凝成一层脆皮，原料内部水分不能继续蒸发，因此成菜形状整齐，色泽光滑，外脆里嫩，风味独特。如烤馒头、烤饼、素烧烤等。

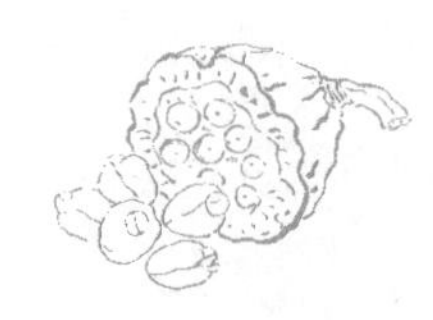

以“水”的作用为主

五行中“腐”属水，南山饮食中以“腐化”（腐熟）为主的烹饪方法即是，一般出品是冷菜。

（一）酱

酱是把初加工的食材在熬好的酱汁中浸渍，酱汁渗入其中，经过长时间腐熟（一般 7 天以上）的一种烹饪方法，如多宝酱菜。

（二）泡

泡是把初加工的食材在调好的汁水中浸渍，经过长时间腐熟（一般 30 天以上）的一种烹饪方法，如泡酸菜。

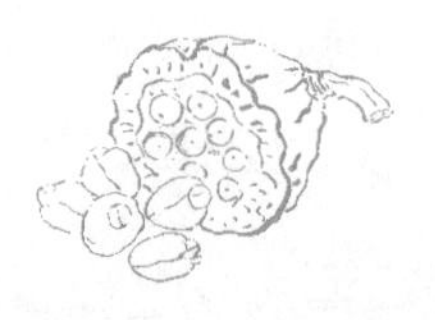

水火共同作用

（一）蒸

蒸是以水蒸气为导热体，将经过初加工的原料，用旺火或中火持续加热，使成菜熟嫩或酥烂的一种烹调方法。

主要分为蒸主食和蒸菜品。

（二）煮

煮是把主料放于多量的汤汁或清水中，先用大火烧开，再用中火或小火慢慢煮熟的一种烹调方法，成品是主料。如煮饺子、煮面等。

（三）熬

熬是把主料放于多量的汤汁或清水中，先用大火烧开，再用小火或微火慢慢熬熟的一种烹调方法。与煮的区别在于成品是主料和汤水的混合物。如熬老火粥、老火汤、老火羹等。

（四）汽

汽是以水蒸气为导热体，将经过初加工的原料，用特殊的厨具（汽锅）持续加热，使成菜熟嫩或酥烂并以冷凝水为出品组成的一种烹调方法。如汽锅芒果、汽锅南瓜等。

（五）卤

卤是把原料初加工后，放入调制好的卤汁中烧煮成熟，让卤汁渗入其中的烹调方法，如卤什锦。

食品命名的基本方法

常言道：『名者，命也；命者，令也。』食品的名称起着提纲挈领的作用，既表明食品的作用，又指明烹饪的要点，同时确定了食材的配伍。具体命名的要素如下。

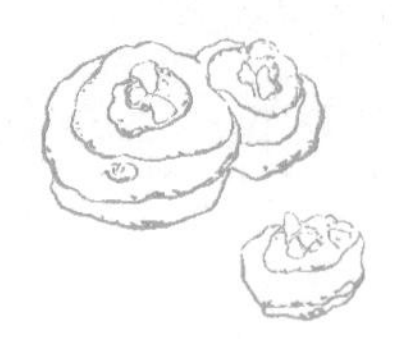

类型要素

一种食品的命名，首先需要确定类型，例如某某面、某某饭、某某菜、某某粥、某某汤、某某羹等。类型的明确就是对食品的定位、方向和目标的明确，使得后续的操作都有了统一的目的性。

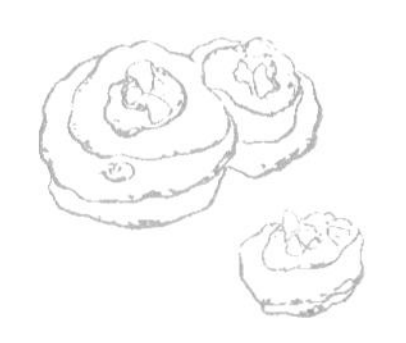

食材要素

食材的性状在配伍时要充分考虑，并且贯穿到烹饪的全过程。比如，白菜、豆腐、粉条三种常见食材组合，可以变化出多种组方类型。

（一）白菜粉条炖豆腐

豆腐为君，白菜、粉条为臣。类型属水，入肾为用，滋阴润燥。刀工要求豆腐切块，豆腐分量占 50%；白菜切方块，粉条切中段（约 20 厘米），二者分量平均，共占 50%。

（二）白菜豆腐炖粉条

粉条为君，白菜、豆腐为臣。类型属木，入肝为用。刀工要求粉条切长段（约 30 厘米），分量占 50%；白菜切 1 厘米宽条（纵刀、顶刀皆可），豆腐切条 1 厘米粗，4 ~ 5 厘米长条，二者分量平均，共占 50%。

（三）豆腐粉条炖白菜

白菜为君，粉条、豆腐为臣。类型属金，入肺为用。刀工要求白菜斜刀切 5cm 宽斜片，分量占 50%；豆腐切 2 厘米 ×3 厘米或 3 厘米 ×4 厘米，0.8 ~ 1 厘米厚的片，粉条切短段（约 10 厘米），二者分量平均，共占 50%。

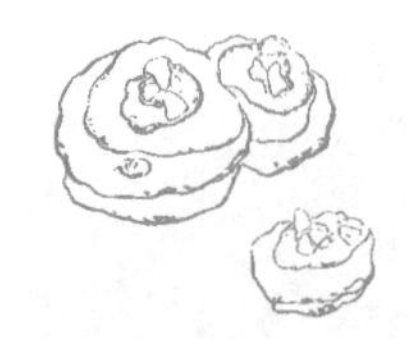

烹饪方法要素

南山饮食的烹饪方法，可细分为十余种，炸、炒、炖、烧、烩、熘、煎、烤、蒸、煮、汽、卤等，在命名时有画龙点睛之效。

以白菜粉条豆腐配菜为例，可以有以下组合。

（1）白菜粉条炖豆腐。

（2）白菜粉条烧豆腐。

（3）白菜粉条烩豆腐。

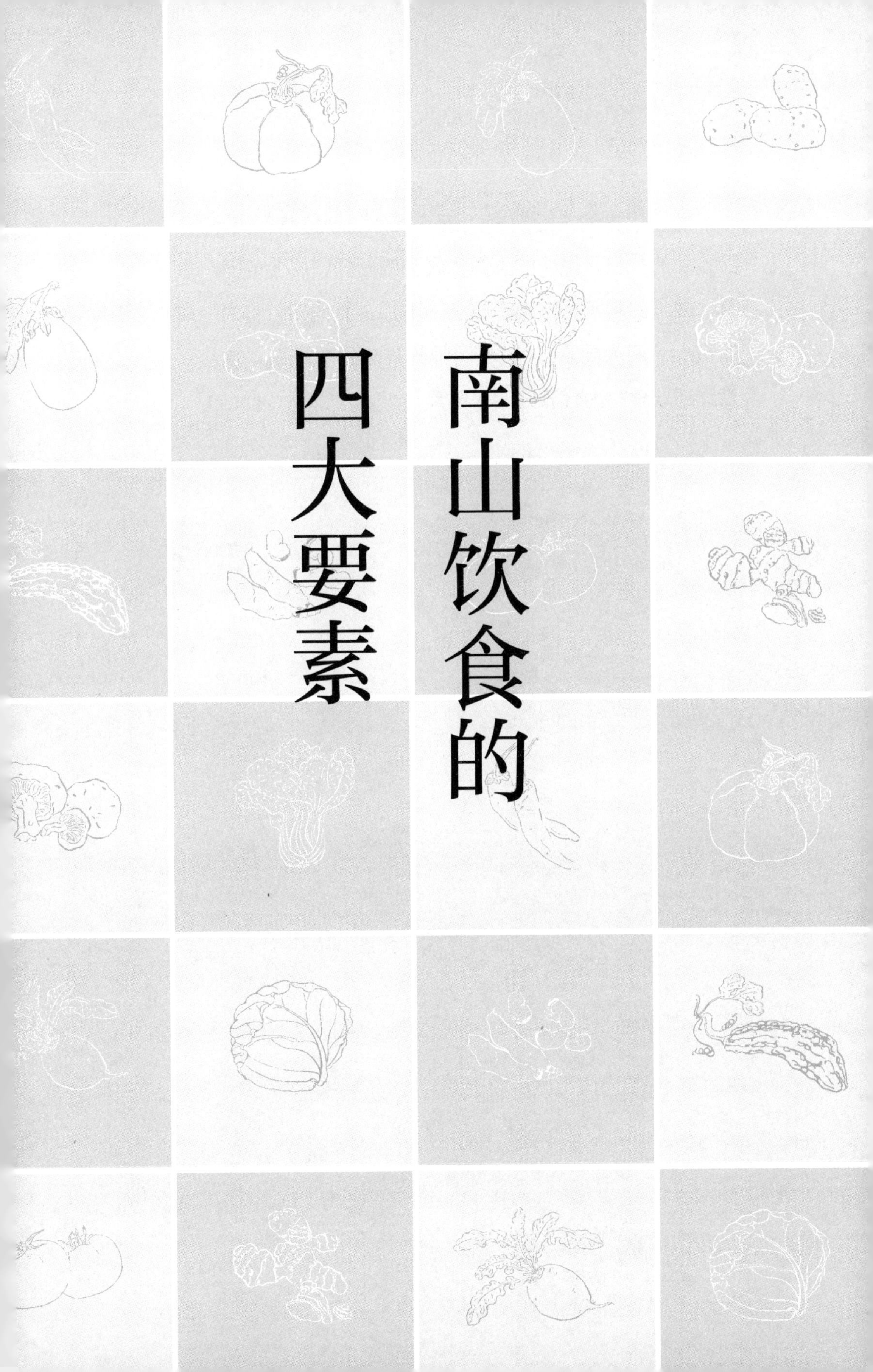

南山饮食的四大要素

南山饮食的关键要素，按“五行”划分有五类，即属木的食材，属火的火源，属土的厨师，属金的器具，属水的用水。核心是属土的厨师，其他四行称为非核心“四大要素”。关于厨师的养成另文详解，本章详述以食材为代表的四大要素。

食材篇

袁枚的《随园食单》有说：『大抵一席佳肴，司厨之功居其六，买办之功居其四。』买办就是采买食材，重要性不言而喻。

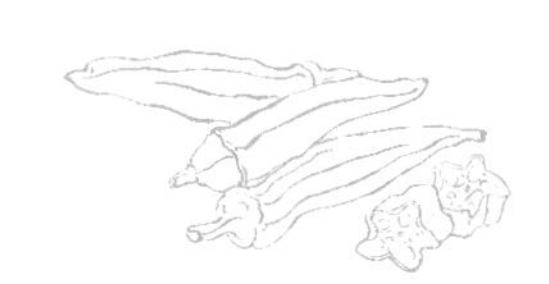

食材的品质

食材品质的核心是食材所含能量的质和量。食材能量的评价从两个方面进行：一是能量品质，正能量还是负能量，是清净的还是染污的；二是能量的多少和强弱。

（一）南山饮食食材品质的内涵

南山饮食的食材从产出源头分为三类，即植物类、矿物类和化工类。

1. 植物类食材的品质

植物类食材主要是植物的根、茎、叶、花、果和种子六大部分。我们知道，植物的物质实体和能量本质上来自太阳，即植物性食材的品质取决于其自身累积的太阳能量。自然生长的程度越高，人为干预的程度越低，品质等级越高；反之，品质等级越低。

植物性食品的品质有两个决定要素，一是太阳能量的累积，二是负面损害累积的程度。我们以有机食品举例分析，有机食品自然生长的程度高，是自然生长成熟的，生长地域性强，生长时间长，能量累积高，产量适宜。人为干预少，有毒有害因素影响几乎为零，所以食品品质高。

植物类的食材成熟的标志是厚重而内敛。笔者曾经用某著名品牌大米煮过南山老火粥，米袋打开时香味扑鼻，米色鲜亮。后面在熬煮开始的时候也是米香四溢，搅到断生以后（下米 15 分钟左右），忽然香气全无，一时让笔者觉得恍惚，怀疑是不是自己嗅觉失灵了。又请同行人验证，确认是香气散失。后来又用了多一倍的时间进行熬煮，才勉强熬出来一点香气。等到吃的时候大家普遍感觉粥味寡淡，热量不足。过后结合另外两次的类似经验，总结出原因是：植物本身是耗散结构，靠天地的共同作用维持能量平衡。食材采收后，外部能量供给消缺，如果还要保持原有外显的性状，必然消耗内在能量。这种香米刚开始熬煮的时候香气四溢，耗损了很多米粒内在的能量，等到熬好之后真正需要呈现米香的时候，其储备的能量已经不足了，香气也就散失了。

道法自然，这也是“真人不露相”的内在逻辑，大道至简，大象无形，大音希声，也是同理。

2. 矿物类食材的品质

矿物类食材的品质由两个因素决定。一是成分，要求是不含有毒有害物质；二是产地，要求阴阳和合，五行平衡，产地决定了其阴阳和五行。以常用的矿物食材——盐来说，从产地分海盐、井盐、岩盐、湖盐、土盐等，其中西北的湖盐品质较高。原因是盐五行属水，西北属金，金生水，则西北湖盐活力较足。加之西北日照时间长，昼夜温差大，湖盐内部累积的太阳能量多，最终品质就高。

3. 化工类食材的品质

化工类食材在现代人生活中无孔不入。南山饮食体系建议尽量远离为好。

（二）食材品质的自我判定

除了按上述食品等级标准进行判定以外，南山饮食还有另外的判定标准，这个标准是建立在我们自我修为的基础上，略述如下。

初级以嗅觉为主，即用鼻子闻食材气息，先辨气息上下，再辨气息清浊，三辨气息强弱，此谓“食材六辨”。

进阶以触觉为主，比如手感、体感。

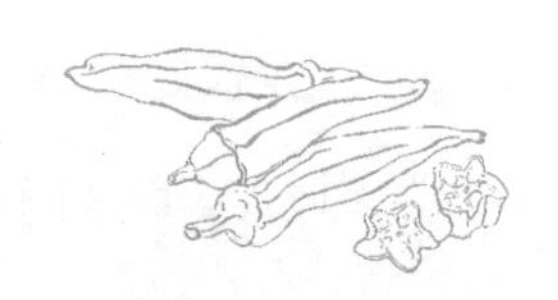

食材的选择

袁枚在《随园食单》中说道："凡物各有先天，如人各有资禀。人性下愚，虽孔、孟教之，无益也；物性不良，虽易牙烹之，亦无味也。"

实际操作时，对食材的选择，除了依照上节所述的要点判定外，还可以参照以下几点。

（一）当地出产

俗话说："一方水土养一方人。"我们选择食材尽量选择自己生活区域范围内的食材，避免远距离运输而来的食材，甚至异域他国的食材。

（二）当季出产

《随园食单》记述："有过时而不可吃者，萝卜过时则心空，山笋过时则味苦，刀鲚过时则骨硬。所谓四时之序，成功者退，精华已竭，褰裳去之也。"

食材本来就各秉其性，顺应四时之序，自有其阴阳五行的平衡。特别是植物四季的生长特性，决定了食材的品质，这内在的规律是我们要学习的。不同季节有着典型的食材出品，例如春季的菜薹、荠菜等；夏季的番茄、辣椒等；秋季的土豆、番薯等；特别是冬季的大白菜、萝卜等，要到霜降节气以后才是正时。

（三）自然生长

俗话说：“桃三杏四梨五年，核桃盛果得万天。”说的是不同的果树结果有自己的年限，核桃从栽种到盛果期甚至需要近三十年的生长期，非自然生长造成的结果就容易导致食材品质的下降。

例如土豆，传统的种植是清明播种，霜降收获，生长期长达180天以上。采收的土豆抗发芽，易保存，品质好，口感香甜软糯。而笔者发现，有些土豆从栽种到收获仅65天。笔者分别使用两种方法种植的土豆炖南山老火汤，结果是传统方法种植的土豆，可以保证炖煮3小时而保持原有的刀工形制，而那些快速生长的土豆，炖煮不到1个小时就已经煮成土豆泥了。

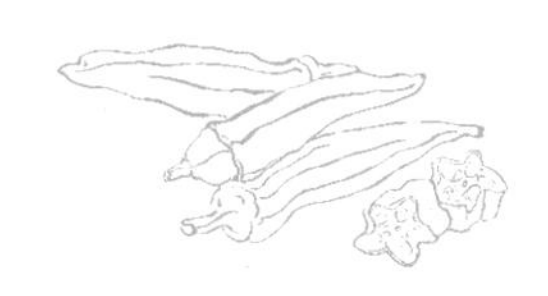

常用食材分类

药王孙思邈在《千金翼方·卷第十二·养性》中说：“所谓食以补和，药以纠偏；先以和补和，再以偏纠偏。”对食材的认知和选择，也是依照这个原则进行。当一种物质当作“食材”应用时，取的是它的“和性”，即“食性”；当一种物质当作“药材”应用时，取的是它的“偏性”，即“药性”。

根据《中药大辞典》记载，我们日常所用到的绝大部分食材都是“药材”。大家可以很便捷地查询相关专业图书，对常见食材的“性、味、归经、功用、主治及各家著述”从典籍中按图索骥。借助中医的知识，所谓相生就是“补其不足”，相克就是“制其太过”。南山饮食烹饪是把佐料作为“纠偏”及“制其太过”的奇兵，帮助完善出品的最终品质。

火源篇

火分阴阳，阴阳的评价与灶具提供能量的形式有关，灶具提供的能量与太阳的能量越近，阳气越足。细分有如下八类。

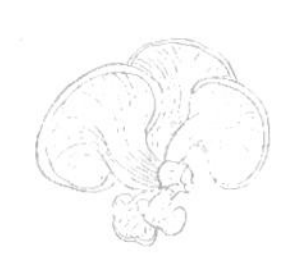

阳中阳之阳火

阳中阳之阳火即太阳能火。相关炉具直接接受太阳能，不用任何形式的转换，炉具有太阳能灶、太阳能烤炉等。

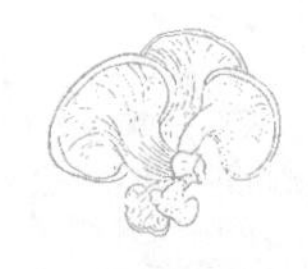

阳中阳之阴火

阳中阳之阴火即草、木之火。俗称的草、木是指所有植物类的燃料。植物全株的形成，主要靠转化太阳的能量；植物作为燃料，属于太阳能的二级利用。

有过农村生活经验的人知道一个常识，就是“柴火饭好吃”。这个常识的建立，是因为柴火的能量等级够高，灶具厚重，锅具很大，这些因素结合到一起，食材接受、转化的能量就多，性状转化得更加充分，所以柴火饭吃起来就格外香甜。

烧柴草的灶具，除了农村传统的手工砌筑样式以外，还有现代工业化生产的金属煤柴灶具。金属材质的大锅灶，模仿农村传统大锅灶的原理，加以工业化、现代化的改进，提升了使用的便捷性和舒适性。

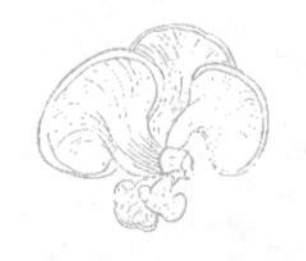

阳中阴之阳火

阳中阴之阳火即为植物转化的气体燃料之火。例如沼气、煤气、天然气、液化气等燃料产生的火源。这些火源的能量来自太阳能的三级利用，就是太阳能先转化成植物类燃料，然后再转化所产生的燃料。

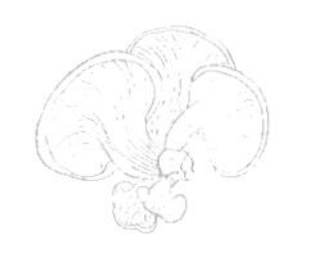

阳中阴之阴火

阳中阴之阴火即为植物自然转化或是人为转化的液态、固态燃料之火。例如燃油、甲醇、煤炭等燃料产生的火源。这些火源的能量来自太阳能的三级利用，就是太阳能先转化成植物类燃料，然后再转化成气体燃料。

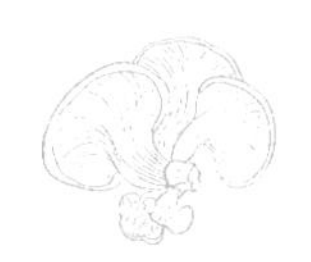

阴中阳之阳火

所谓阴火有两重含义，一是没有明火，二是能量来源于太阳能的四级转化，即太阳能转化为生物类、生物类转化为化石类、化石类再转化为电能、电能最后转化为热能类燃料。

阴中阳之阳火，常见的是电陶炉的火。虽然是阴火，同时有近乎明火的显现和能量品质。

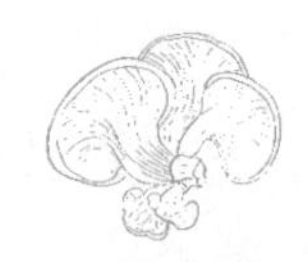

阴中阳之阴火

阴中阳之阴火即由电阻类的电热元件转化为电能的炉具，发热但是不显现热源，如电热锅、电炒锅、电蒸锅、电烤箱等。

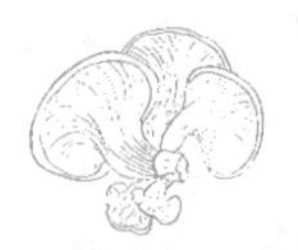

阴中阴之阳火

阴中阴之阳火即炉具自身不发热，是把电能转化为其他能量形式，和铁或钢制容器发生相互作用而产生热量的锅具。例如电磁炉。

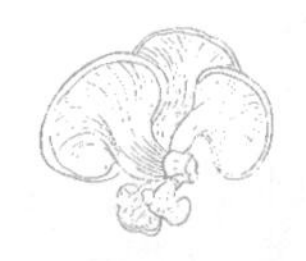

阴中阴之阴火

阴中阴之阴火是指炉具和锅具都不发热，炉具把电能转换成其他形式的能量，与食材发生作用来加热食材。例如微波炉，利用微波加热食物和液体。

器皿篇

器皿主要分三类：厨具、餐具和用具。

孟子云：『工欲善其事，必先利其器。』我们面临的问题是：在很多家庭里，厨具是不会做饭的人置办的，餐具是不会吃饭的人购买的。有人会觉得厨具也就罢了，餐具还有什么会买不会买之说？从烹饪文化的角度来说，吃饭的学问深不见底。中国历史上的文化大家，多数也是美食家，真正的美食家也必是烹饪高手。例如被誉为『20世纪第一玩家』的王世襄，在80年代初以文博专家的身份，充当全国烹饪技能大赛的评委，演绎了一段烹饪界的传奇和佳话。

故此，只有『吃明白』南山饮食的人，才可能『做明白』南山饮食。

器皿五行属『金』，分为以下三类。

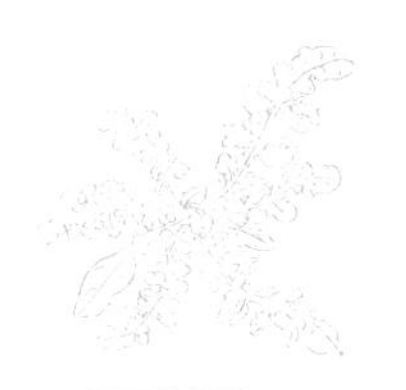

厨具

烹饪时，选择合适的厨具，是“三德”中“如法德”的保障，其具体内容包括炉具、锅具、刀具、案板与勺铲等。

（一）炉具

按照火候的要求和厨房的具体情况配置。参考本章“火源篇”。

（二）锅具

与南山饮食有关的锅具，按烹饪用途分三大类：一类是汤锅，二类是炒锅，三是杂项。

1. 汤锅（煲）

选择的标准：

从器型上来说有两个，一是深度的尺寸要大于口径；二是口径要小于肚径，即器型要是“鼓形”的。

从材质上说有两种，一是陶瓷，二是食品级不锈钢，其他材质暂不讨论。

（1）陶瓷类

材质：炻瓷、黑陶、紫砂等。

工艺：可干烧。

（2）不锈钢汤锅

不锈钢汤锅分为两类，一类是汤煲，即口径小于肚径的；另一类是汤桶，即口径等于肚径的。

2. 炒锅

炒锅从器型上分两类，一类是双耳锅，一类是单把锅（俗称炒勺）。

从材质上分为钢板锅、铸铁锅、不锈钢锅和铜质锅等。

（1）双耳炒锅

工艺：模压。

（2）单把炒锅一

工艺：手工锻打。

（3）单把炒锅二

工艺：铸造工艺龟纹锅。

3. 杂项

杂项主要包括特殊的锅具和其他新兴的锅具，如汽锅、电饼铛、电炖锅、空气炸锅等。

南山饮食有特殊要求的主要是蒸笼。蒸这种烹饪方式在南山饮食系统中，主要是用在主食的烹饪，如蒸馒头、蒸米饭等。常见的蒸笼大多是金属的，我们建议用竹木的，原因是金属的蒸笼在蒸制食品过程中，由于“金生水”，所以笼内凝结水的量较大，结果容易既损失了热量，又侵蚀了食品。而竹木材质的蒸笼，由于“水生木，木生火”，凝结水滋润了木性，木性助长了火性，进而提升了食品的品质。

其他锅具相对简单，不做赘述。

以上三个部分的锅具，基本包括了我们常用的主要锅具。随着大家“学而时习之”，知识丰富了，厨艺提升了，经验积累了，再有相应的锅具需要添加或更换，大家自己就能够选择了。

友情提示：

（1）各个品牌都有自己的产品系列，分高、中、低档，选购时注意区分。

（2）进口品牌锅具的器型，不太适合南山饮食烹饪的要求，并且尺寸偏小。

（3）锅具选择时，尽可能偏大一些，操作时火候足，空间大，易于发挥厨艺，出品的成色较高。

（4）选择锅具时，原则上汤锅选 24cm 以上的；双耳锅 45cm 以上；单把锅 36cm 以上。

（三）刀具

刀具主要包括菜刀、小刀和剪刀等。小刀包括水果刀、刮皮刀、雕刻刀等，厨房剪刀也有大小用途之分。小刀和剪刀这两种刀具相对简单易选，在此不做展开，我们仅对菜刀做些说明。

菜刀作为厨具三大件的成员，作用和地位不言而喻。南山饮食刀功从入门到精深，是有很长的路要走的。《庄子·养生主》中“庖丁解牛”“游刃有余”的故事，大家都耳熟能详，印象深刻。我们需要对庖丁的“刀”给予足够的关注。其中，“臣以神遇而不以目视，官知止而神欲行”，是说“以神运刀”；“是以十九年而刀刃若新发于硎……动刀甚微，謋然已解，如土委地”，是说刀人合一，以气御刀，得心应手。

选刀的前提是“刀是活的”。所谓“活”的标准是：能让厨者手上的气感，通过刀身传递到食材上，即“刀是手的延展”，其他的手用器具也是如此。

菜刀的选择要从两个方面考量，一是入门级要从物理层面考量，如材质、尺寸、类型等维度，建议从大品牌中选择自己相应的机制刀具；二是进阶级要从手感层面考量，可以选择手感较好的品牌手工刀具。

（四）案板

案板一般分两类，一是菜板，二是面板。

1. 材质选择

案板材质，笔者首推柳木，一是柳木属“木中木”，生发之气最盛；二是柳木属软木，不容易伤刀。

很多案板是竹制或硬木，皆属“金性木”，质地刚硬，既伤刀又伤己。用这类案板切菜，刀容易废，案板也容易坏。还有金属的或是塑料的案板，就暂不做评说了。

柳木类案板柔顺平和，充满活力。在练刀功的时候，容易感受到自己力道的状态，可以根据反馈及时调整力道，长期使用也不会破坏手感。而竹制类的案板刚硬死板，难以给我们的手提供正向的反馈，天长日久，只会导致厨者用蛮力切菜，难以练出“刀功”（只能是“刀工”）。

2. 体量选择

在笔者眼中，多数人所用案板的体量太小，家用普遍是三四十厘米的。南山饮食体系，建议案板尽量大一些，尽可能厚实些。

菜板尺寸一般选择长50cm及以上的，宽度根据操作台宽度确定（宽度也可以选择商家的经验尺寸），厚度不小于3cm为好；面板的尺寸一般选择长70cm及以上的，宽度根据操作台宽度确定，厚度3cm以上（电商有些店铺可以按尺寸定做）。

如此，厨者操作时台面稳定，手法身法力道传递精准，便于提升出品品质。

（五）勺铲

传统厨师行业中有一个规矩，大厨的勺铲和炒锅是不能随便动的，讲究多多。对勺铲的基本要求是：大小合适，轻重适宜，使用应手。南山饮食中特别讲究的是熬粥和熬油的手勺。

本书主要说一下“长把勺”（长柄勺），这是烹饪老火粥、老火汤、汽锅、果羹或素高汤等汤羹类食品及加工老火油、酱汁时所需要使用的专业工具。

1. 专业长把勺

勺头尺寸和手柄长度都有特殊要求，配置时根据各自烹饪水平和需求选取。

专业勺到手后，如果发现勺柄是弯的，要进行简单修整，即把原来带曲线的手柄部分校直，勺头角度也需要适当调整。

2. 为什么用专业勺

多数人用“家用勺”烹饪汤羹类食品，在初期入门时可以这样用，但后期深入时是不行的。道理很简单：专业的人士，用专业的工具，做专业的事，出专业的活！

我们为什么要用专业勺？下面用熬白粥为例说明。

我们要清楚用勺搅动的作用是什么？一般认为搅动就是防止煳底，或是防止溢锅。对南山饮食而言，搅动的意义如下。

（1）把控锅内状态

我们要把控状态，防止煳底，防止溢锅。

（2）化解“生气”

我们的食材都是地生的，其性皆阴（米生于水中，在五谷中阴气尤重）。加工过程即是“以火化阴，阳长阴消”的过程。在熬粥时，如果用大勺，就好像是用大号钢钎扎针灸，会适得其反，这时的搅动就变成“捣乱”了，最终会导致粥也被“搅黄”了。

（3）细致感受

专业勺让我们更细致、准确地感受粥品在“生、熟、香、划、和”五个阶段不同的手感，对应的感觉分别是“生硬、黏着、顺滑、细腻、温润”。

（4）提升品质

保障在熬粥过程中，粥本身是在“储热”，而不是“传热”（热量化成蒸气散失了）。

（5）体现创作感

让我们熬粥的过程有“仪式感”，操作有“创作感”，更让厨师有艺术家的范儿。

专业勺的手持方法，感觉要和悬腕书写一样。

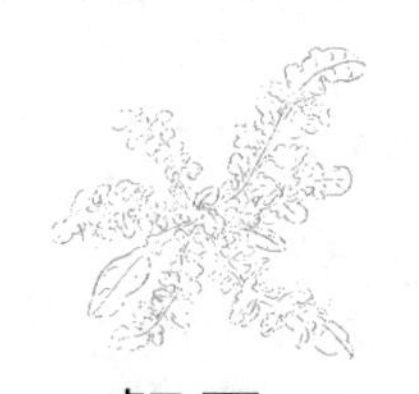

餐具

餐具对食品的重要性不言而喻，袁枚在《随园食单》列专篇论述："古语云，美食不如美器。斯语是也。""唯是宜碗者碗，宜盘者盘，宜大者大，宜小者小，参错其间，方觉生色。""大抵物贵者器宜大，物贱者器宜小。煎炒宜盘，汤羹宜碗，煎炒宜铁锅，煨煮宜砂罐。"

（一）餐具配置原则

1. 选择餐具的核心

要以食品为中心，保护食品的物质形态，维护食品的能量等级。

2. 切忌目食、耳餐

餐具选择时，切忌过于重视视觉效果和别人看法，脱离了餐具的本位。正如《随园食单》所说："何谓耳餐？耳餐者，务名之谓也。贪贵物之名，夸敬客之意，是以耳餐，非口餐也。""何谓目食？目食者，贪多之谓也。今人慕'食前方丈'之名，多盘叠碗，是以目食，非口食也。”

3. 餐具的材质要求

食品烹饪结束后，尽量不要再接触金属器具，否则容易染上“金属的腥气”，同时会加速食品能量的散失。主食宜选用木器，菜品宜选用陶器、炻器或瓷器等。

（二）餐具形制

日常盛菜品，一般人喜欢用盘子。我们建议用带盖的容器，如陶煲、瓷煲等。用这类容器盛菜品，一则可以保持锅气，继续食品的后熟过程。二则如果有剩菜，下次可以直接用煲加热，做出来的食品几乎与刚出锅的食品一样，能很好地保持食品的色泽、形态和味道。

（三）餐具大小

餐具要略大，原因同厨具，是为“大器”。当然，太大的餐具会夺去食品的锅气，太小的餐具又显得局促，影响进食者取用。

（四）小结

餐具的选择因人而异，所谓“萝卜白菜，各有所爱”，相关资讯在互联网时代也比较容易获得。在此，只对南山饮食系统的要求进行补充说明。

一忌餐具喧宾夺主，要将“绿叶”角色做好。

二忌餐具色彩鲜艳、图案复杂、形制怪异。

三忌餐具大小、形制配置不一、杂乱无章。

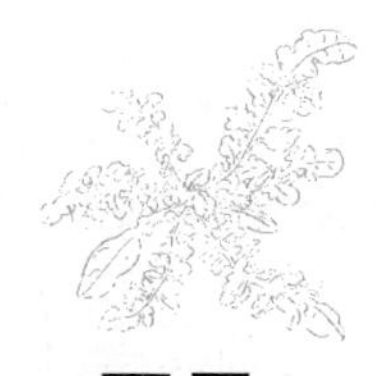

用具

厨房用具种类繁杂，一般人很难全面了解和掌握。我们从实用出发，列举满足基本配置要求的厨房用具清单，需要者可以参考。

（一）家用配置

除了厨具、餐具以外，还需要配置以下用具。

1. 油壶（油鼓）

油壶（油鼓）是盛放油料所用。

2. 密目漏勺

常用的过油套装包括家用油盆及密目漏勺。

3. 粉碎机

用以粉碎食材，可以选择家用款干湿两用型。

4. 厨房秤

根据自己的实际需求，选择量程 5 千克及以上，精度 1 克以内的即可。

5. 其他

不锈钢盆，洗菜漏盆，佐料罐，擀面杖（长、中、短），面案刮板等。

（二）专业厨房配置

1. 机械类

粉碎机、打浆机、甩干机、和面机等。

2. 专用锅具

电蒸箱、煮面炉、电饼铛等。

3. 红案用具

菜墩、油鼓、调料罐、密目漏勺、不锈钢漏勺等。

4. 白案用具

擀面杖（长、中、短），面案刮板，铲斗等。

5. 容器

不锈钢盆、洗菜漏盆、码斗、水舀等。

水篇

此项五行属『水』。水的重要性不言而喻，古圣先贤的论述汗牛充栋，横向到边，纵向到底，深入浅出，细致周全。

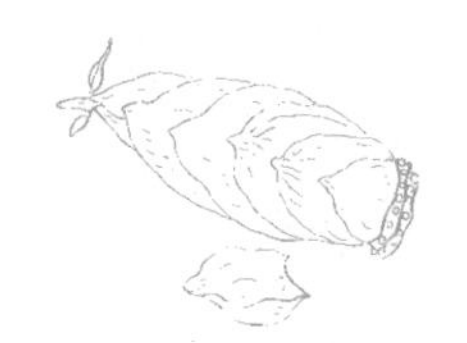

水的总论

李时珍在《本草纲目》中说：

“水者，坎之象也。其文横则为三，纵则为川。其体纯阴，其用纯阳。上则为雨露霜雪，下则为海河泉井。流止寒温，气之所钟既异；甘淡咸苦，味之所入不同。是以昔人分别九州水土，以辨人之美恶寿夭。盖水为万化之源，土为万物之母。饮资于水，食资于土。饮食者，人之命脉也，而营卫赖之。故曰：水去则营竭，谷去则卫亡。**然则水之性味，尤慎疾卫生者之所当潜心也。今集水之关于药食者，凡四十三种，分为二类：曰天，曰地。”**

《本草纲目》记载了四十三种不同性质的水，功用天差地别。当代生活中，水的供给基本已经商业化了，不外乎自来水、桶装水、净化水等。

对于“水”，我们只说一点：有形的东西只是基础，基本符合要求就可以用，无形的东西才是关键。有心人可以通过普通开水与百滚水进行对比，或者通过老火芒果羹和汽锅芒果羹的汤水来进行体会——李时珍所说的“天”性的水和“地”性的水有什么区别？

水作为日常必备，本身具有“饮”和“食”的双重属性。同时，水势润下，水性寒凉，水进入体内之后，还需要脾胃、肾、肺的通力协作，耗费人体自身的能量来转化水的性状，才能充分发挥水的作用。所以，我们不但对水的性状、能量、品质提出要求，也关乎消化“水”的人体的脏腑状态。否则，水入体内难以消化，反成停饮湿浊，累赘周身。

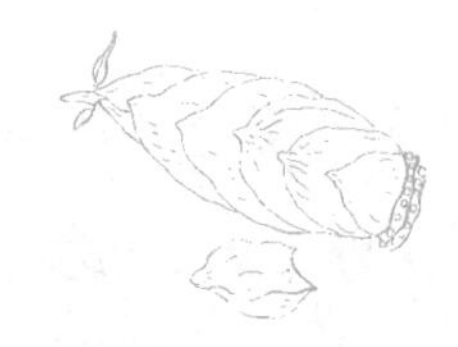

日常用水的法则

有两点传统的用水习惯要保持。

（一）生水要静置

在自来水龙头下所接的生水，水势冲激，力道泄泻，对洗菜、洗碗影响不大，但对烹饪而言并非最佳。不妨在家里备一口水缸，将烹饪用水和饮用水在缸里静置两天，待性状平和后再用。

水缸可以根据各自的情况，选用玉缸、石缸、陶缸、土缸、紫砂缸等，性能大同小异。

（二）饮用水要烧开且密闭存放

1. 饮用水要烧开

南山饮食要求饮用水要用开水，最好是百滚水。虽然现在很多人饮水是喝凉水（纯净水、矿泉水等）。

东晋的张湛《养生要集》曰："凡煮水饮之，众病无缘生也。"

清末的袁祖志在《谈瀛录》中说："中土戒饮凉水，以防坏腹，盖西务饮冷水，以为除热。"

2. 开水保存要密闭

很多人喝热水，习惯用电热水器、电热水壶等现烧现喝。从南山饮食体系的角度来看，电热器烧水偏于虚火旺，能量等级不足，饮用时需要消耗自身能量转水为津。长期喝这种热水，对体质差的人来说，既有损阳气，又容易引起虚火上扬。

南山饮食的建议是：准备几个热水瓶，多烧一些开水，然后灌入热水瓶（留五分之一空间不要灌满）。静置时开水会在瓶内上下流转，直到水火既济。这种水在瓶里的状态与水在我们体内的状态相似，喝这样的水也是“同气相求、同声相应”，这样的水就是李时珍所说的“天水”。烹饪时若用天水，效果更好。

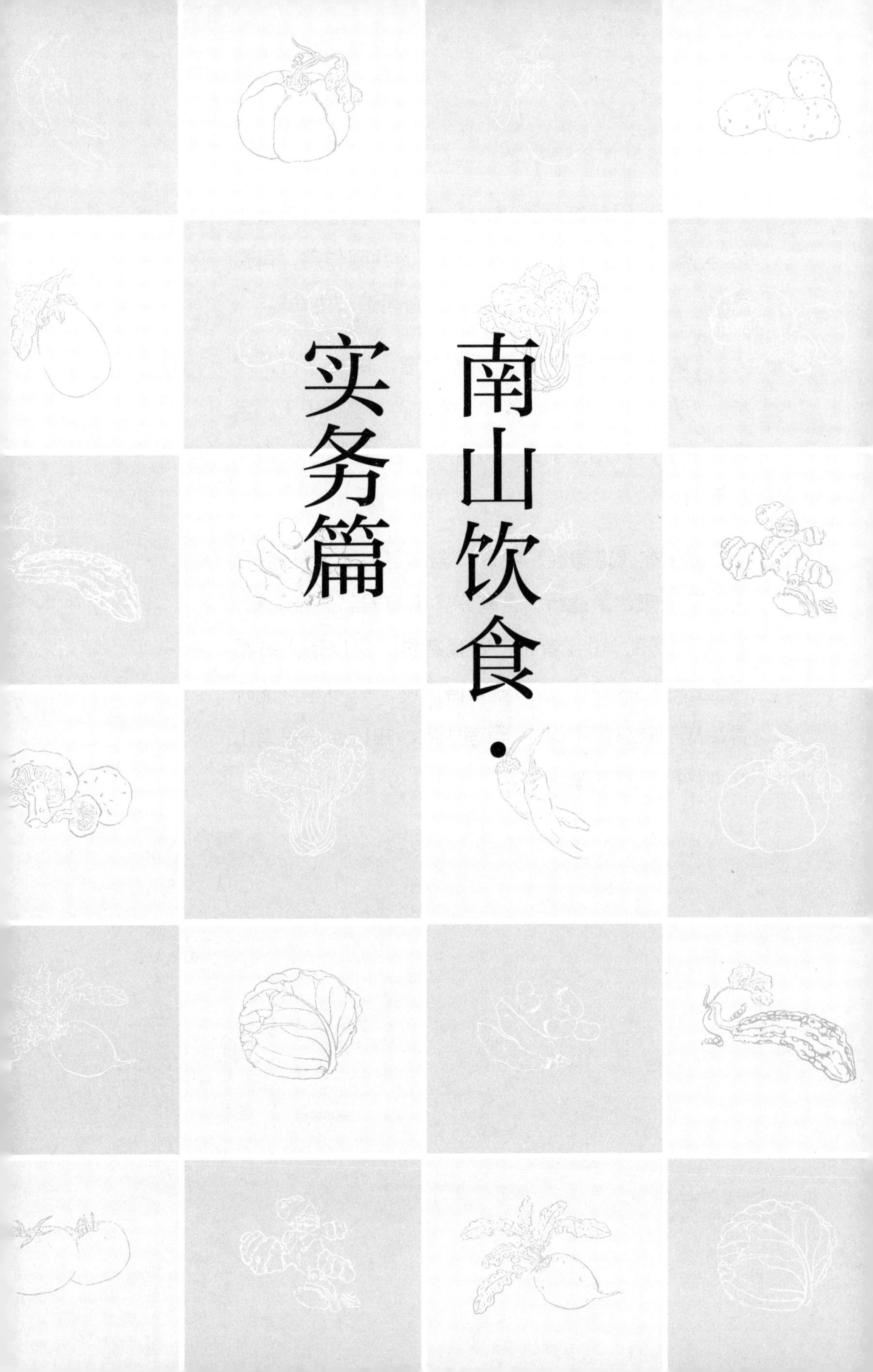

南山饮食·实务篇

前面我们反复提到南山饮食的核心是“再造生命”，就是厨者通过火、器、水等的共同作用，再造食材“生命”，再通过食品帮助食者再造“生命”。

《黄帝阴符经》曰:“观天之道，执天之行，尽矣。天有五贼，见之者昌。五贼在心，施行于天。宇宙在乎手，万化生乎身。”万物一理，厨道、医道无二无别。

老子在《道德经》中说:“吾言甚易知，甚易行。天下莫能知，莫能行。言有宗，事有君。夫唯无知，是以不我知。知我者希，则我者贵。是以圣人被褐怀玉。”此为知易行难，就如俗话说:“八岁小儿能晓得，八十老翁行不得。”明理达用，知行合一是南山饮食践行者的正途。

南山饮食厨师养成

厨师是再造生命过程的源头和主导者，首先要完成对南山饮食体系的体悟和确认，然后通过系统修学，完成知识、认知和技能的积累，最终完成自我身份的转换和体认。

南山饮食的厨师需要经过系统的学修，身心品质和知识技能等必须过内、外三关。

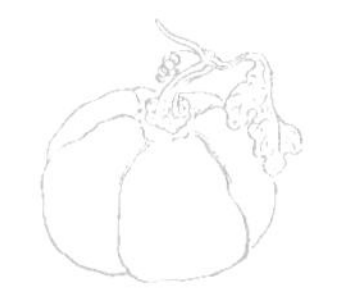

外三关

（一）身体素质过关

身体素质训练包括六个方面，即爆发力、耐久力、柔韧性、协调性、灵敏度、心肺功能。达标的基本要求如下（男性按标准数量，女性可按男性标准的三分之一）。

1. 体能训练

（1）上肢部分

铁牛耕地30个。

（2）核心部分

踢腿：正踢腿、外摆踢及侧踢各50次。

（3）下肢部分

蹲墙功30次。

2. 柔韧性训练

柔韧性训练包括开胯、拉筋、双盘坐等。

3. 协调性训练

移形换影

老僧撞钟

斗转星移

朝阳功——动、静功合练，是对气的感知和把握能力的训练，也是气力转化的训练。

流穴法——传统武术内外兼修的功法。

（二）烹饪专业基本功过关

1. 悟空搅海

悟空搅海包括煮水、熬粥、熬油、熬酱汁等基本功。

2. 青龙出海

青龙出海分为初级和进阶两种练法，是翻炒的基本功。

3. 兔转鹰翻

兔转鹰翻包括刀功、白案和面、揉面等基本功。

4. 大鹏展翅

大鹏展翅是指制作面食时顺条、拉面等基本功。

5. 大杆训练

大杆训练是专业炒大锅菜必备的基本功。

（三）烹饪专业技能过关

1. 刀功和刀工

刀功练习的是内在功夫，保障食材改刀时“三不破”，即不破其形，不破其色，不破其味。

刀工练习的是外在形式，保障的是改刀的形制统一、体量均匀和高效持久。

2. 勺铲过关（颠锅与运铲）

传统厨师翻炒是以翻锅为主，手勺为辅；南山饮食厨师翻炒是以翻铲为主，翻锅为辅。在基本功合格的基础上，厨者还要练习“锅配合铲”的翻炒技能，保障内外相火形成合力。

3. 白案技能过关

白案技能包括和面、发面、顺条、拉面、揪面片等。

南山饮食的厨师必须先练好白案功夫，用手直接与食材接触，次第感知食材在各个阶段的性状变化，了然于胸之后，再练习红案技能，通过刀具、勺铲等延展手的感知范围，同时拓展手的影响范围。

外三关的训练方法，可以登录“同有三和公众号”，跟随视频学练。

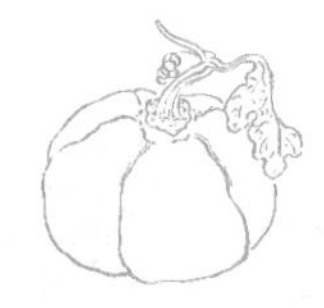

内三关

（一）身心调畅

“朝阳桩”习练达到两小时以上。

远离粗重，身心调畅，能感知食材“六辨”，即上下、清浊、强弱的相应气息，以及确认食品“生、熟、香、划、和”各阶段气息。

（二）知晓医理

对中医基础知识，有一定的储备（最好是中医药大学毕业生或中医爱好者）。

系统学习《中医基础理论》、《中医诊断学》、《中药学》、《方剂学》、《经络学》或《针灸学》、《中医内科学》等中医药知识。

（三）具足品行

厨师最为重要的修养，是厨师的品行。于己，非常热爱烹饪，追求极致品质；于人，热心服务大众，任劳任怨，欢喜无量；于物，真心尊重每一样食材和器具，即使微小如一根豆芽，一把小勺，也有尊重其生命的本怀。

古人有云：“理能顿悟，事须渐修。”无论我们在世间做什么事业，想有所成就，必须“真正同行”。真者，心也，即有真情实意；正者，法也，即有正确方法。有真心无正法，如同镜花水月；有正法无真心，犹如枯木寒石。真正同行，假以时日，才可能有所成就。

简而言之，真正高品质的出品，是由高品质的厨者呈现的。

南山饮食的食品类型

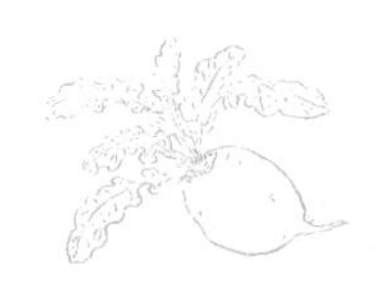

《素问·脏气法时论》篇中说：

“五谷为养，五果为助，五畜为益，五菜为充，气味合而服之，以补精益气。此五者，有辛酸甘苦咸，各有所利，或散，或收，或缓，或急，或坚，或软，四时五脏，病随五味所宜也。”

李时珍在《本草纲目》中说：

“水为万化之源，土为万物之母。饮资于水，食资于土。饮食者，人之命脉也，而营卫赖之。故曰：水去则营竭，谷去则卫亡。”

《素问》所谓“养、助、益、充”与《本草纲目》的“营卫补益”是南山饮食确认食品类型的基本方针，依此方针确定的食品类型，分为以下六类。

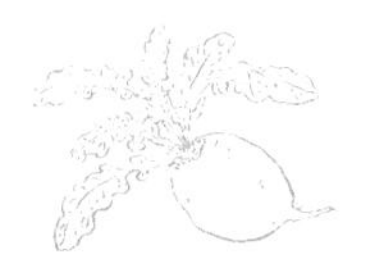

主食类

主食，所谓“五谷为养”，主食五行属土，土托四行，土枢四象。

（一）面食类

1. 非发酵类

小麦粉加入水和适量盐，按照南山饮食面食“五体制作法”制作出的食品。如疙瘩汤、炮仗面、手拉面、汤面片四种食品并称为“南山四金刚”。

2. 发酵类

小麦粉加入水和适量酵母，按照南山饮食面食“五体制作法”制作出的食品。如馒头、南山黄金饼、包子并称为“发面三兄弟”。

（二）米食类

米食类是指用大米等米类制作的食品。如南山老火粥、南山蒸饭、多宝饭并称为“米食三兄弟”。

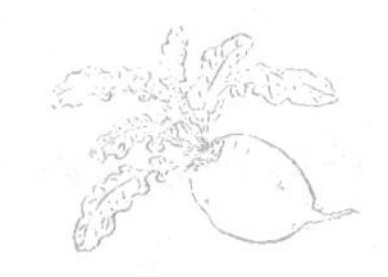

菜品

菜品又称副食，指辅助之品，俗称下饭菜。菜品分类借用中医方剂“七情配伍”的原则，分为三类。

（一）单行类

食材只有主材一种的菜品。如清炒小青菜、孜然蘑菇等。

（二）相须类

食材是指两种或两种以上，食材间没有主副关系的菜品。如野山菌炖豆腐、罗汉烩菜、地三鲜等。

（三）相使类

食材是两种或两种以上，食材间为主副关系，由一味主材加数味辅材组成的菜品。如家常白菜、红烧萝卜、香辣豆腐干等。

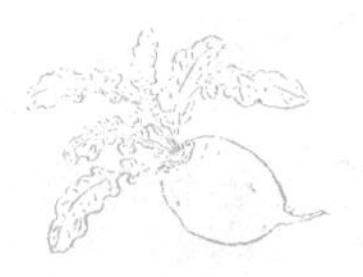

汤羹类

汤羹类菜品指偏饮性的食品，如芒果羹、老火豆浆等。

明末朱彝尊所著《食宪鸿秘》一书，是一部饮食养生的经典作品，历来为方家所推崇，书中专设“饮之属”篇章，对水、谷之性的论述深刻而细致。在《食宪鸿秘·饮之属》中说：

“从来称饮必先于食，盖以水生于天，谷成于地，‘天一生水，地六成之’之义也。人非饮食不生，自当以水谷为主。肴与蔬但佐之，可少可更。唯水谷不可不精洁。”

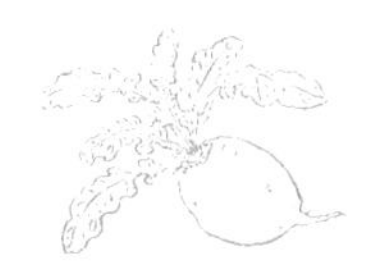

酱类

酱类菜品一般分两类。一类是指食材加工得比较细碎黏稠的食品，如番茄酱、香椿酱等。另一类是指经过豆、麦等食材长时间发酵腐熟的调味品，如豆瓣酱、黄豆酱等。其他酱类不在本书讨论之列。

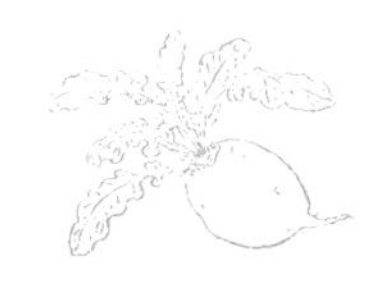

腌制类

腌制类菜品是指初加工的食材在熬好的酱汁中浸渍，酱汁渗入其中，经过长时间腐熟（一般 7 天以上）的食品。如多宝酱菜等。

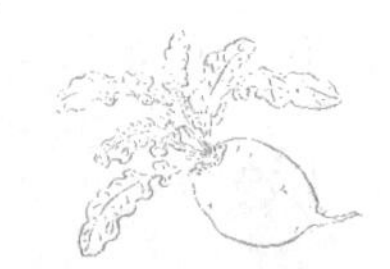

主辅类

南山饮食体系的诸多要素中，有五种起到主要作用的材料，称为“南山五虎将”，分别是老火水（熟水）、老火油、老火酱汁、老火花椒油和老火辣椒油。

这五虎将在烹饪过程中起到“定海神针”的作用。

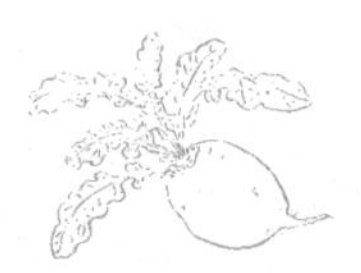

类型小结

我们在开始烹饪前，本着“上灶如上阵，用料如用兵”的原则，首先确定主食的类型，再选择副食的品种，通盘考虑主食与副食的搭配，确保“资身、疗愈、养道”目标的达成。

（一）营卫兼顾

营气过盛，而卫气不足，如同人富甲一方，可是缺乏自我保护能力。

卫气过盛，而营气不足，如同人的武力值很高，可是穷困不堪。

（二）防治兼顾

治未病要考虑已病。

治已病要兼顾未病。

（三）标本兼顾

治标是治果，是对治法；治本是治因，是根治法。

南山饮食倡导标本兼治。

（四）三因制宜

三因制宜即因人制宜、因时制宜、因地制宜。

南山饮食的烹饪基础

南山饮食的基本原则就是『具三德，调六味』。依据这个原则，贯彻这个原则，把握从食材的采买到食物出品的全过程，才会有真正合格的食品诞生。

必须保障以下五个方面落实到位。

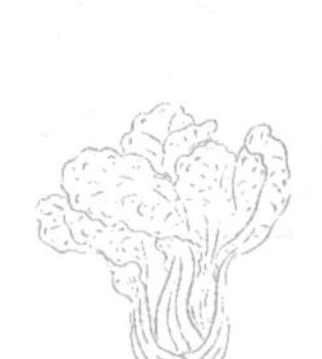

食材的基础工作

此项五行属“木”，“三德”中的“净洁德”“如法德”从这里开始体现。

（一）食材的采办

俗话说，巧妇难为无米之炊。食材采办是烹饪出品的基础。具体的选择标准和方法详见“南山饮食的四大要素”。

（二）食材的存储

主食的存储：主要是“三防”，即防潮、防虫、防暑。前两防容易理解。防暑的意义是：主食过一个三伏天，暑气会对食材进行侵损，食材性状会发生很大变化，要采取有效措施隔绝暑气。

副食的存储：副食种类繁多，存储要求差别较大，一般分为干货和鲜品。干货的存储可以借鉴主食存储的方法；鲜品可以冷藏、冷冻或直接摆放。

佐料的存储：佐料也分干货和鲜品，存储的基本原则是避光、低温和密闭。干货借鉴主食存储的方法；鲜品参考副食鲜品存储。

（三）食材的清洗

主食的清洗：主食的清洗有两种方法。一是借用水的力量“唤醒”食材，如清洗大米、小米、黄米、黑米、糯米等的过程中，要用心体会大米与手接触的感觉，保证每粒米都与我们的手亲近过。中国文化讲求“同气相求”，息息相通。二是假若清洗杂物之后，再进行食材的清洗，要重复“唤醒”步骤。

副食的清洗：副食的清洗因种类繁多而千差万别，还要考虑农药残留的去除等，暂时不做详述。

这里主要强调一点，所有食材尽可能先洗后切。这样做可以有两个益处，一是避免二次污染；二是避免生水进入食材内部，改变食材性状，为后期的烹饪带来障碍和损失。

需要切后清洗的主要是如土豆、芋头等淀粉含量较高的食材。清洗既可以防止食材氧化变色、变质，又可以保证烹饪时食材的清爽。

（四）食材的预处理

食材的预处理要保证“三不破”原则。

（1）不破其形

不破其形是指保证食材外形的相对完整，尽可能保持原形。如对西兰花、花菜等进行拆分，一般人直接就把西兰花的菜花切碎了。而我们要求保持每一朵“小菜花”的完整，把大菜花拆分为诸多小菜花。每个小菜花就像原来整朵的缩小版，拆分前和拆分后是森林与树木的关系，各自还是完整的生命形态。不破其形是不破其色的前提。

（2）不破其色

不破其色是指食材改刀后，食材本身的颜色不会被破坏。例如茄子、土豆等食材，改刀后会迅速变色，主要是因为改刀时食材是被刀具“拉扯”断开的。所以厨者在改刀时，要凝神定气，全部身心关注在刀锋上，感觉食材是被一根极细的丝“刺”断的，唯有这样用在食材上的力才越小，食材受到的伤害也越少。不破其色是不破其味的保证。

（3）不破其味

不破其味是指食材改刀后，食材本身的气息和味道没有破坏。这点对厨者相火的质和量都提出了更高要求。

从食材分拆、清洗，到食材改刀，到过油、过水预处理，再经过烹饪过程，最后到菜品打荷上桌，都要遵循“三不破”原则，这是南山饮食“调六味”的基础。

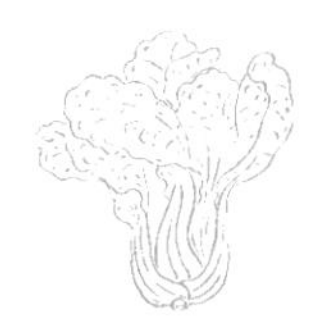

烹饪火候保障要素

此项五行属“火”，火候的把握是“三德”中“轻软德”的基础。

火候保障的要素有四个方面，即火源（灶具）、注能、储能和赋能。

（一）火源（灶具）

尽可能置备阳火炉具，具体可按照上文“南山饮食的四大要素”中“炉具”的标准置备。

（二）注能

袁枚在《随园食单》中强调说：“司厨者，能知火候而谨伺之，则几于道矣。”

厨师通过锅具、油、水等，把热源产生的能量引入食材，如此“注能”的重点在于：能量进入的通道是否打开，是否通畅。

（三）储能

饮食烹饪过程，按火候累积的程度分为生、熟、香、划、和五个阶段，称为“火候五境”。在烹饪过程中，厨师需要随时感知食材火候累积的程度，调整火力，保证灶火的能量持续在食材内累积，促成食材性状的量变和质变。

食材储能到一定程度，就会达到能量输入与溢出平衡，即使不断加热，食材内能量的累积量并没有提升。这时就需要厨师以自己的功夫，使火源的能量继续注入食材，提升食材的能量级，保障食材的脱胎换骨，完成食材的生命再造。

（四）赋能

食材的生命再造完成以后，厨师需要使“外相火”和“君火”的能量继续注入食物，提升食物的能量级，保障食物的脱胎换骨，完成食物生命的再造。

我们可以借助地震的级数来说明问题，震级相差一级，能量相差很多倍。南山饮食的火候等级分“生、熟、香、划、和”五级，每级的能量差别 3 ~ 5 倍，火候相差两级，能量级几乎相差十倍以上，可以说是天壤之别了。

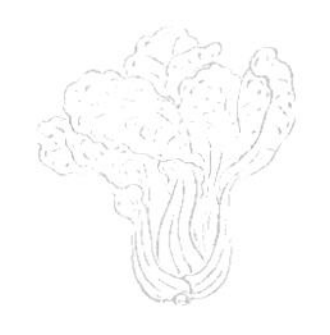

烹饪器具的选用

《论语》中孔子有云:“工欲善其事，必先利其器。”敬请严格按照“南山饮食的四大要素”的要求，置备厨具和用具。

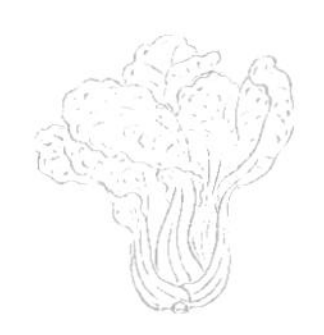

烹饪用水的原则

烹饪用水要遵循两个基本的用水原则。

(一)食材不要焯水

食材焯水是现在很多专业厨师的常规做法(传统做法是过油)。这种做法的好处是出菜迅速，30秒出菜，颜色鲜艳，口感清脆，卖相好，很对“虚火旺”食客的胃口。但是，食材焯水后，“水”性先入为主，五行中水是克火的，后面烹饪的时候“火”性易被克住，食材的“内火”很难立足，难以积累足够的能量转化食材的性状，也就是说:菜做不熟了。

豆腐之所以可以焯水，是因为豆腐五行属“水”，再焯水也无伤大雅，焯水还可以去除残留的豆腥味。

（二）使用开水

烹饪过程中不能加入凉水，特殊要求除外。

炒菜、熬粥、吊汤等烹饪过程，是食材内能量持续累积的过程，如果中间加入凉水，能量累积的过程就会被打断，而且这个打断就像是悬崖失手，直线下坠而不可收拾。

例外的是：煮挂面、煮饺子、煮汤圆等过程中加入凉水，是用凉水收摄蒸气，减少汽化热的散失程度，保证食材内部的能量累积。

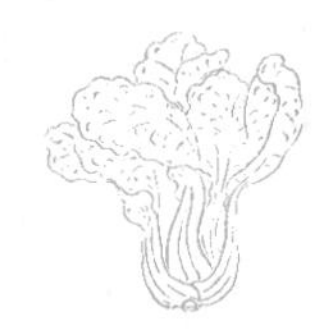

厨师合格

《论语·卫灵公》曰："子曰：人能弘道，非道弘人。"

厨师属土，土枢四象，土托四行，人是最终出品的根本保证，故此，南山饮食标准对厨师有着严格的要求、独立的标准。

南山饮食的烹饪细则

南山饮食的基本操作原则，即『上灶如上阵，用料如用兵』。

上灶如上阵，是南山饮食八字诀『全神贯注、全力以赴』的践行。用料如用兵，既对各种食材的性、味、功用了如指掌，又对菜品的烹饪程序和要点操控自如，在烹饪过程中对所有相关要素的变化体察入微，既物尽其用，又爱『兵』如子。

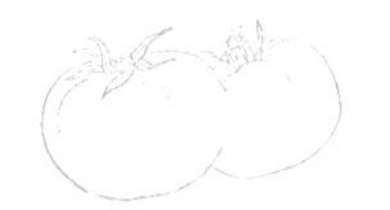

披甲上阵

进入厨房的第一件事就是“系围裙”。系围裙这个动作，代表我们完成了角色转换，以专注和专业的状态开始工作。类似将士上阵 ，先把盔甲穿戴整齐，此为“上灶如上阵”。

换装的环节，是通过刻意的、专业的外相，展现一种仪式感，即《论语》上所说“祭如在，祭神如神在”。角色的即时切换，对成年人而言需要极强的心力，同时也需要充足的能量储备。但从最终来看，这种投入感恰恰最省心省力，结果也最为理想。

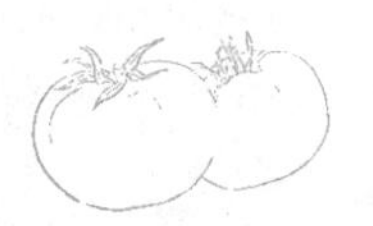

食品形制的取象比类

面食做成不同的形制，与中医“取象比类”原则异曲同工。如疙瘩汤比类“霰弹枪”，炮仗面比类“冲锋枪”，二节子比类“狙击枪”，手拉面比类“地龙”，面片比类“推土机”和“盾牌铠甲”等，每一种类比就有相应的功效。

多种多样的食品形制不是在炫技，而是三因制宜，力争“效如桴鼓”，日久天长，自然达到“取象不惑”“比类神明”的境界。

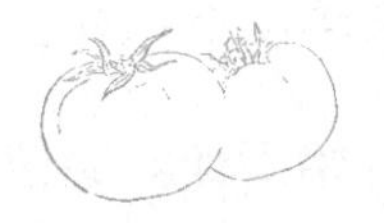

刀工基础

食材的改刀是烹饪的关键，所谓的“七分刀工，三分火候”也表明刀工的重要性。

（一）刀工安全保障

刀，利器也，既易伤己，也易伤人。操作过程中，既要时时小心谨慎，也要遵守规矩。

操作时，菜刀放在菜板的边上，刀刃朝外且不超出边沿。手边随时都有干净的抹布，随手擦净菜刀、菜板以及台面，既保证食材的洁净，又保证菜刀、菜板及台面干爽，防止滑手。

切记，菜刀不能拿出台面。如果要离开台面处理事情或是拿其他东西，一定要将菜刀放在菜板上。2015 年，某沿海城市就发生过父亲横拿着菜刀转身，划开了自己幼子颈动脉的惨剧，切切小心。

（二）操作要点

刀工的讲究很多，传统的中餐刀工分五大类上百种，如直刀、横刀、斜刀、花刀和杂刀，这里暂时不做详细介绍，仅说几个南山饮食注重的关键点。

1. 刀功是刀工的保障

厨者用刀具或工具把食材分开，而不损害食材。

（1）刀功的练习

刀功的练习，首先是专业基本功中“兔转鹰翻”的训练。练习得力后，再训练将劲道转换到切菜上。

南山饮食改刀的姿势如下：脚下站“不丁不八”太极步，两脚连线与菜板边沿线成 45° 夹角；腹部离菜板约 10cm；脊柱中正，含胸拔背，沉肩坠肘，双脚扣地；下刀时脚底发力，逐节传递到手上，再传递到刀刃，切开食材。感觉找到后，5刀左右，厨者的后背就会发热。

（2）刀感的练习

刀感的练习，一是体会“刀具是手的延伸”；二是厨者在改刀时，要凝神定气，全神贯注在刀锋上，感觉食材是被一根极细的丝“刺”断的。唯有这样操作，作用在食材上的力才越小，食材受到的伤害也越少。

（3）训练即时感知刀的状态以及刀与食材的关系

从刀刃接触食材的瞬间开始，到完成一刀的操作，内心了了分明，皮、果、瓤等各个层次，心、眼、手都清清楚楚，收放自如。例如，食材切丝时，一摞食材薄片，一刀切下，刀刃切开每一层薄片时，厨者都能了然于心。练这样的功夫，除了保障食材改刀的“三不破”以外，还能保护厨者自己，一旦切到异物（包括自己的手指），容易及时停刀。笔者学习烹饪三十多年，从来没有伤到过自己的手。

（4）改刀发力时的力道

改刀发力时的力道要用在食材上，而不是用在菜板上。也就是说，菜刀停住不是被菜板挡住了，而是厨者主动收力了。多数厨师用菜墩几个月，菜墩表面就切出一个坑。南山饮食体系建议用菜板，既能锻炼功夫，也易于操作。笔者自用的菜板，使用多年表面平整如初，自用的菜刀，使用多年刀刃锋利如初，良由此也。

以上也称刀工“三不伤”，即不伤食材、不伤器具、不伤自身。

2. 检验厨师刀工的方法

检验刀工主要看重形制、体量和效率，即切得匀、切得齐、切得快。

检验刀功看重的是“三不破”。不破其形容易检验，不破其色和不破其味两条，可以用生姜、茄子、土豆、豆腐等来检验。厨师切完上述食材后，正常放置。生姜、茄子、土豆若 2 小时不变色、不变味，就是及格了。

3. 食材的改刀要与菜品的性状相适应

各种食物和菜品都有其不同物性，简单说就是阴阳五行。

食品分补阳为主，还是滋阴为主，是木、火、土、金、水中的某一类。

阴阳与五行组合可以千变万化。在烹饪不同的食品时，相应的食材改刀时也需要对应变化，例如，罗汉菜是南山经典菜式，传统罗汉菜又分为罗汉炖菜和罗汉烩菜。罗汉炖菜五行属水，滋阴为用，烹饪时所有的食材改刀为方形，方形属土，土克水，这样烹饪过程中用水炖几个小时或十几个小时，食材才能“扛”得住。最后，食材的土形、炖煮的水性、灶中的火力三者达到平衡状态，完美出品。罗汉烩菜五行属火，温阳为用，食材改刀成滚刀块，滚刀块五行属火，与菜式相应，烹饪时相得益彰，出品时锦上添花。

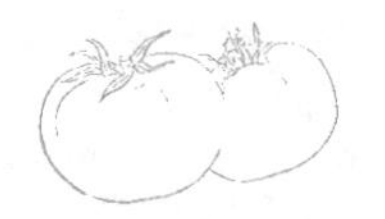

过油技法

过油就是南山饮食烹饪八法中排名第一的“炸”。之所以排名第一，是因为“炸”是其他技法的前提，同时，技术难度系数也是第一，危险系数也是第一。

（一）油量把控

油量要是过油食材的两倍以上，既保证过油过程中的从容操作，也防止食材入锅后油温下降太快，影响过油的效果。

（二）油温把控

不同食材质量不同，密度不同。要保证过油的效果，厨者要对食材下锅的油温和时机细心体察，做到三因制宜。

例如蘑菇属水性寒，过油时油温要达到 9 成以上；豆腐要 8 成油温下锅；土豆要 7 成油温下锅。

（三）火候把控

食材下锅后，要仔细体会食材中的生气变化，以及食材内部通路的畅通状况，及时调整火力。

（四）三番搅动

过油搅动分为三个阶段。

第一个阶段，食材刚下锅，用锅铲直接穿透食材，左右翻搅，全神贯注，全力以赴。

第二个阶段，食材断生后，改为缓慢顺时针翻搅外圈，使食材在锅内按顺时针缓慢旋转。

第三个阶段，食材出香后，改为快速顺时针搅动内圈，使食材在锅内按顺时针快速旋转，靠离心力在锅的中心形成一个空腔，保证生气散尽。

（五）练习次第

新手练习，刚开始油可以少一些，食材也少一些，熟练后再增加数量。

实在没有把握时，就先把每样食材分别下锅炒熟起锅，然后再一起回锅和味。

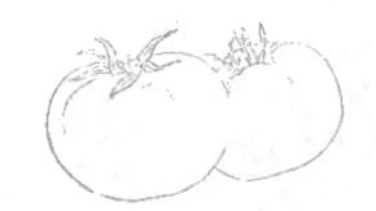

老火水（熟水）制备

烹饪过程所需的老火水，需要提前制备。家庭使用按每人 2 只保温瓶配置，熬制好的老火水装入保温瓶（留五分之一的空间不要灌满），静置 5 小时以上使用更佳。

开水会在瓶内上下流转，在空间部分凝结成“天水”，这时水在瓶里的状态与水在我们体内的状态相似，喝这样的水也是“同气相求、同声相应”，这样的水就是李时珍所说的“天水”，烹饪时用效果更是“如虎添翼”。

示例：

南山饮食——老火水

老火水也称“熟水”，是南山饮食五虎将之首，地位和作用显而易见。南山饮食体系要对水进行预处理，通过火候的累积，从量变到质变，经历“生、熟、香、划、和”次第转变，使得水性圆满转换。

（一）食材表

主料：净水 5 升（下限）。

（二）操作程序

（1）选用合适的锅来烧水，锅的容量要有8升以上（即水量的1.5倍以上），砂锅或食品级不锈钢质均可。

（2）先开大火将水烧开。用长把勺按照熬粥的要求搅动，搅动1分钟，停约3分钟，重复3次，其间不盖锅盖。

（3）改小火，保持水中冒泡即可。盖上锅盖，熬煮1小时以上。

（4）乘热盛入保温瓶，装9分满即可，盖上盖静置待用。

（三）温馨提示

（1）熬老火水的锅最好是收口的陶瓷煲，专锅专用，保证熟水品质。

（2）熬好的老火水可以直接饮用，或是用于烹饪食品。

（3）时间如果允许，可以熬煮3小时以上。

（4）升级版可以用云南汽锅制作老火水，品质更佳。

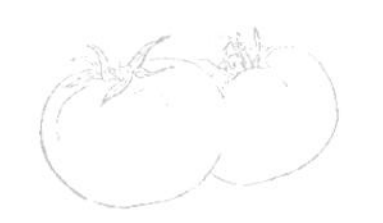

老火油制备

烹饪用油是厨房的日常必备。不同的食品烹饪时，对初始油温的要求不尽相同。厨者对油温的感知和把握，短时间内不易到位，致使多数人在烹饪时油温不够，容易造成最终食品的油脂成分熟度不够，不但食物口感黏腻，而且难以消化。

老火油是南山饮食的五虎将之一，排名第二，可见地位之高，作用之大。南山饮食体系对食用油要进行预处理，通过火候的累积，经历“生、熟、香、划、和”次第转变，使得油品圆满转性。这样我们在烹饪食品时，只需把老火油加热到所需油温，此后即可从容操作了。

示例：

南山饮食——老火油

（一）食材表

主料：植物油 4 升（下限）。

（二）操作程序

（1）用合适的锅来烧油，热锅凉油将油倒入。锅的容量要 6 升以上（即油量的 1.5 倍以上），铁质或不锈钢质均可。

（2）先开大火将油烧开。油开的感觉需要经验积累，日常多用心体会。一般来说从三个方面来感觉：一是感觉油温，用手凌空来随时感受；二是看油在锅中的翻滚状态；三是看油烟（不同油烟的颜色和浓度不同）。最好是三者结合判断。

（3）油烧开以后，改小火熬油。从此时开始计时，熬油约 1 个小时（下限）。

（4）用熬粥的长把勺按照熬粥的要求搅动，搅动1分钟，停约5分钟。

特别提示：全程需高度专注，观察锅内状况，及时调整火力，防止油温过高而发生意外。

（5）油中的生气出尽后，油的性状发生很大转化，比如用勺舀起一勺熬好的油，再浇入锅中时，油会发出哗哗的水声，甚至如泉水一般叮咚作响。油的质感也如水，不沾勺。

（6）关火，盛入合适的容器，盖上盖，放置到安全的地方，静置凉透，再分装入小瓶中，避光阴凉保存。

（三）温馨提示

（1）食用油，可以是菜籽油、花生油、胡麻油、葵花油、茶籽油、红花籽油、橄榄油等。

（2）用小瓶分装是防止我们日常使用时，频繁开启、晃动、倒出等对油质产生影响。

（3）切记安全第一。初练手时，火力要降一档，以时间换安全。

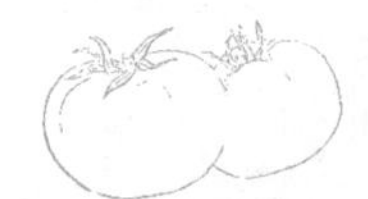

二次调味法

烹饪过程中采用“二次调味法”。

（一）一次调底味

在食材断生之后，加入盐、酱油等佐料的三分之二调味后继续烹饪，这时调味能够让火力把味道压入食材内部，涵养于内，最终形成食品的底味，也称回味。食者进食后，感到“回味悠长”的回味即来自于此。

（二）二次调口味

在起锅前加入剩余的佐料，并加入花椒油（辣椒油随意）、香菜等。这时的调味能够让味道彰显于外，成为食品的口味，也称风味。食者进食后，感到“口感惊艳”即来源于此。

（三）调味的佐料

调味的佐料主要是食盐和酱油。食盐种类众多，有海盐、湖盐、土盐、井盐、岩盐等，南山饮食建议使用西北地区的湖盐。

对酱油的选择：如果能获得如法制作的传统酱油最好，否则，可以用市售的味极鲜酱油和老抽酱油配合使用。无论哪种酱油，建议按照以下示例的方法，加工成“老火酱汁”后使用。

底味和口味表里相依，相得益彰，共同成就食品的绚丽生命。

说明：南山饮食烹饪很少用到醋，原因是很难找到传统工艺制作且适合南山饮食体系的醋（窖藏10年以上的老陈醋），故此宁缺毋滥。如果有这种品质的醋，但用无妨。

示例：

南山饮食——老火酱汁

老火酱汁是南山饮食的五虎将之一，烹调时必备的佐料，是佐料中的“国老”。

酱油是发酵的佐料，五行属水性寒，一般烹饪难以转性。南山饮食通过火候、佐料的配合，加之制作程序的调整，可以将其“偏性”转变为“和性”，口感温和，性状稳定，使用灵动。

（一）食材表

主料：传统酱油5升。

辅料：老火油50毫升。

佐料：生姜50克，桂皮20克，八角、荜茇、草果各3粒，花椒20克。

（二）食材准备

（1）生姜对切，拍裂待用。

（2）草果拍裂待用。

（三）制作程序

（1）起锅烧热，加入老火油，烧开。

（2）下入生姜块炸断生。

（3）下入八角、桂皮、草果、荜茇炒香，再下入花椒略炒。

（4）倒入酱油，大火烧开，改中火，沿着锅边用长把勺顺时针搅动。搅1分钟，停3分钟，如此重复3次。

（5）改小火让酱油保持翻小滚状态熬煮，继续搅动，搅1分钟，停5分钟，如此重复3次。

（6）关火，倒入不锈钢盆，静置。凉透，捞出佐料后，装小瓶分次使用。

（四）温馨提示

（1）酱油可以根据自己的喜好选择，传统工艺型更佳。

（2）老火酱汁分装后，在避光、阴凉处存放。

（3）熬煮过的佐料，可以在制作炖菜、烩菜、酱菜、卤菜等过程中继续使用。

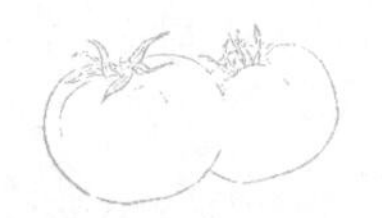

五体和面法——非发酵类

非发酵类面食是用盐、水与小麦粉共同作用后，按照“五体和面法”制作的面食。

南山饮食的非发酵类面食制作，秉持南山饮食“再造生命”的基本理念，根据中医五行理论进行操作。五行理论中，与“木、火、土、金、水”五行相对应的“五体”，是“筋、脉、肉、皮、骨”。南山饮食认为，生命之初是从“水”开始的，故面食制作从“骨”开始，依次是搭骨架、连筋、生脉、练肉、长肌肤。

经过以上五个步骤的操作，面粉已经从食材转化到半成品，完成第一个“生、熟、香、划、和”的提升，此处的生是“生熟”的生；第二次提升是厨者制作面剂的过程，完成第二个“生、熟、香、划、和”，此处的生是“生发”的生；第三次提升是下锅烹饪的过程，完成第三个“生、熟、香、划、和”，此处的生是“生命”的生，意味着又一个新生命的诞生。

示例：

五体和面法——非发酵面

（一）食材表

主料：小麦粉1000克。

配料：食盐6克，温水（40℃左右）550～580克。

（二）制作程序

1. 准备工作

容器内准备好适量的温水，加入食盐，搅拌均匀待用。

提示：用水量与面粉的品质以及厨者的烹饪水平正相关，面粉品质越高，用水量越多；厨者的烹饪水平越高，用水量也越多。操作时需要适时调整。

2. 面粉醒发

面粉的醒发分三步，即打散、唤醒、连通。

（1）打散

把面放入合适容器（容器尽量大一些，便于操作），用手以揉捏的方式抖散。

（2）唤醒

面粉抖散后，再仔细揉捏一遍，确保所有面粉都被唤醒。

（3）连通

第三遍揉捏，全神贯注揉捏面粉，让每粒面粉都流过自己的手心，建立起自己与面粉的联系，为后续的操作奠定基础。

3. 五体和面

（1）搭骨架

面粉拌和后，把面粉拨到容器四周，中间形成一个低洼处，倒入温盐水，留 15% 待用。用手将面搅拌成面絮，尽可能均匀，直到没有干面粉。

（2）连筋

一手浇水一手搅拌，逐步洒入预留的温盐水，搅拌成较大的面絮状。水洒入时要均匀，逐渐加入，防止加水过多。

用大鱼际发力，将面团揉到一起，细心体会面团中间生硬的力量，通过手部的揉压逐步化解这股生硬的力量，直到这股生硬的力量被彻底转化。将面团揉匀，用湿布或锅盖盖好，饧面8～10分钟。

（3）生脉

再用劳宫发力二次揉面，到有充气感后，饧面5～8分钟。

（4）练肉一次

此步骤俗称“顺条”。将饧好的面团揉捻成6～7厘米的粗条，抛起后拉伸至4～5厘米，旋转交叉后再拉伸，拉伸后反向旋转交叉。

2千克以下，交叉旋转4遍；2千克以上旋转5遍。

然后放入容器，再次饧面5～8分钟。

（5）练肉二次

重复前面拉伸旋转过程，再次饧面5～8分钟。

（6）长肌肤

用小鱼际向内发力揉面，将前面揉散的面收拢回来，揉成紧致的面团。

然后在案板上平刷老火油，再将面团光面朝下放置在案板上，用双手按压成1～2厘米厚的面饼（面饼的厚度根据面的多少调整）。

再用太极的手法仔细揉按面饼，松开面饼的内部扭结，理顺面饼的肌理，逐步形成面的“肌肤感”。最后，面饼的表面如同婴儿的肌肤，细腻、温和，又富有弹性，即所谓的“温润如玉”。

用保鲜膜盖好，饧发30分钟左右。

（三）温馨提示

（1）建议使用新疆小麦粉。

（2）以上述“主副食材比例”为基准，若面需发得多，则以此累加。

（3）此方法和好的面，可以用来做拉面、炮仗面、面片、裤带面和饺子皮等。

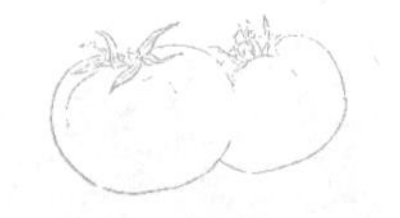

五体和面法——发酵类面

发酵类面食是用酵母、糖、水与小麦粉共同作用后，经过发酵制作的面食。

南山饮食的发酵类面食制作，是以馒头面制作为基础，进一步深加工可以制作南山黄金饼等饼类的面食。

厨者经过搭骨架、连筋、生脉、练肉、长肌肤五个步骤的操作，面粉已经从食材转化到半成品，完成第一个“生、熟、香、划、和”的提升，此处的生是“生熟”的生；第二次提升是厨者制作馒头剂子的过程，完成第二个“生、熟、香、划、和”，此处的生是“生发”的生；第三次提升是馒头上笼蒸制的过程，完成第三个“生、熟、香、划、和”，此处的生是“生命”的生，意味着一个新生命的诞生。

示例1：

五体和面法——馒头发面制作

（一）食材表

主料：小麦粉1000克。

配料：安琪酵母10克，白糖20克，温水（40℃左右）550～580克。

（二）制作程序

1. 酵母催发

酵母要提前进行催发，作用类似于农业种植时的催芽，既保障了出芽率，又便于把握农时，保证农作物的收成。

（1）容器内准备好适量的温水，先将糖加入，搅拌均匀。然后边搅拌边均匀撒入酵母粉，静置等候酵母催发。酵母初期会从水的中心升发，产生水下爆炸的视觉效果。

（2）后期继续发酵，会形成奶油状的质感，此时催发效果正好，请尽快使用，以免发酵过度。

提示：用水量与面粉的品质以及厨者的烹饪水平正相关，面粉品质越高，用水量越多；厨者的烹饪水平越高，用水量也越多。操作时需要适时调整。

2. 面粉醒发

面粉的醒发分三步，即打散、唤醒、连通。

（1）打散

把面放入合适容器（容器尽量大一些，便于操作），用手以揉捻的方式抖散。

（2）唤醒

面粉抖散后，再仔细揉捻一遍，确保所有面粉都被唤醒。

（3）连通

第三遍揉捻，全神贯注揉捏面粉，让每粒面粉都流过自己的手心，建立起自己与面粉的联系，为后续的操作奠定基础。

3. 五体和面

（1）搭骨架

面粉拌和后，将面粉拨到容器四周，中间形成一个低洼处，倒入催发好的酵母水，留15%待用。用手将面快速翻拌成面絮，尽可能均匀，直到没有干面粉。

（2）连筋

逐步洒入预留的酵母水，翻拌成较大的面絮状。水洒入时要均匀，逐渐加入，防止加水过多，馒头的发面要软硬适中（其他面食以馒头面为基准）。

（3）生脉

用大鱼际发力，将面团揉到一起，细心体会面团中间生硬的力量，通过手部的揉压，逐步化解这股生硬的力量，直到这股生硬的力量被彻底转化。将面团揉匀，用湿布或锅盖盖好，饧面5分钟左右。

（4）练肉

再用劳宫发力，二次揉面，揉匀后饧面2分钟左右。

（5）长肌肤

用小鱼际向内发力揉面，将前面揉散的面收拢回来，逐步形成面的“肌肤感”。

在容器底部刷少许老火油，将揉好的面团翻面放入（光面朝上，利于饧发），仔细推按，松开面团的内部扭结。

用保鲜膜盖好，饧发30分钟左右（以面团发到原来的2～3倍大即可，不可发过头）。发酵好的面，除了面团会膨发以外，保鲜膜也会鼓胀起来，好像是吹起的气球（这种程度的气感，高手才能做到，不必盲目追求）。

（三）温馨提示

（1）面粉选择黄河以北的冬小麦粉，建议选用新疆面粉。

（2）以上述主副食材比例为基准，若面发得多，则以此累加。

（3）此方法为速发面方式，若要慢发面，白糖可以少用或不用。

（4）这种方法较为快捷，一般从发面到馒头出锅2个小时左右。

（5）发面时保鲜膜鼓胀起来，好像是吹起的气球，这种程度的气感是要高阶才能做到，不用盲目追求，功到自然成。

示例2：

饼类发面制作

饼类发面的制作与馒头类大同小异，主要区别在于饼类食品在饼铛中加工成熟，火候更足，同时带来的问题是饼的口感偏硬，需要在和面阶段就着手解决这个问题，方法是发面时加入适量的老火油。

（一）食材表

主料：小麦粉1000克。

配料：安琪酵母10克，白糖20克，老火油20克，温水（40℃左右）550～580克。

（二）制作程序

酵母催发、面粉醒发以及五体制作的前两步都是与馒头制作一样的，从第四步“练肉”开始加入老火油继续和面，具体操作如下。

1. 练肉一次

先在容器底部刷老火油，放入面团，再上部刷油，用拳头以揉捻的方式把面团捻开，刷油后旋转 90° 后对折，继续揉捻。3 千克以下的面团折叠 5 次，3 千克以上的折叠 6 次，用湿布或锅盖盖好，饧面 5 分钟左右。

注意：此次用油量为总油量的三分之二。

2. 练肉二次

再次重复前面过程，将油全部揉入面团，盖好后饧面 3 分钟左右。

3. 长肌肤

用小鱼际向内发力揉面，将前面揉散的面收拢回来，逐步形成面的“肌肤感”。

将揉好的面团翻面放入（光面朝上，利于饧发），仔细推按，松开面团的内部扭结，用保鲜膜盖好饧发 30 分钟左右（以面团发到原来的 2 ～ 3 倍大即可，不可发过头了）。

至此，饼类发面已经准备好了，可以根据需要制作相应的食品。

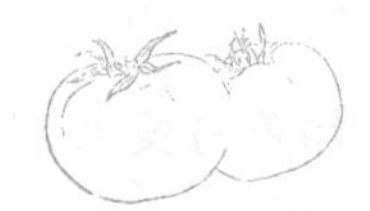

五行汤做法

五行汤是南山饮食的基础做法，作用是祛邪扶正，阴阳平补，性味中和。其配伍理路和方法是诸多南山饮食出品的先决条件。

（一）基本理路

五行汤的配伍理路依据中医五行理论，按木、火、土、金、水分类，依据“五色”搭配食材，即主材要分五色，绿、红、黄、白、黑，烹饪者根据时令和地域进行搭配。

（二）形制和体量

以主食为“君”决定食材的改刀。五行汤一般是作为副食来与主食配合的，为保证烹饪过程中“众缘和合”及“上下同欲”（出自《孙子兵法·谋攻》），食材的改刀要以主食为基准，从形制和体量两个方面来保障。

形制是指食材改刀的形状，基本的有片、条、丁、粒等，要与主食相适应。体量是指食材改刀后的单体大小和分量。例如，要烹饪五行汤面片，因为面片是长方形的，那么配菜食材就要切成长方形的片状，大小和分量要与面片基本一致。

（三）烹饪要点

五行汤性味中平，为保证最终出品的火候，要先对不同食材分别进行初加工，再回锅合味。

过油的食材，火候到 8 成左右即可，留下些许生气利于后续合味时食材间的交融。这里少许的生气是和气产生的基础，类似于人际关系中同甘共苦过的人感情更深厚。

示例：

南山饮食——五行汤

（一）食材表

主料：青色选小油菜，红色选番茄，黄色选土豆，白色选豆腐，黑色选蘑菇。以上五种食材分量等同备料。黑色的菜一般是菌类，菌类不论自身颜色，五行色都是“黑”。

佐料：生姜、香菜、酱油、盐、清油、花椒油、辣椒油各适量。

（二）食材准备

所有食材以土豆为基准切 1 立方厘米的丁，分别装好待用。青菜也可以放两种，以利生发之气，香菜切末，姜切短丝。

（三）制作程序

（1）锅烧热后加足量老火油。

（2）烧至 9 成热时，下入蘑菇炸约 8 分熟，出锅待用。

（3）油温8成热，将豆腐丁倒入锅中炸至约8分熟，出锅待用。

（4）油温7成热，将土豆倒入炸约8分熟，出锅待用。

（5）锅内加适量底油烧开后，放入姜末炸香，倒入小油菜帮部分炒熟，再倒入番茄炒出汁断生。

（6）倒入炸好的食材，加入约总量三分之二的盐、酱油调底味。

（7）炒匀后加入足够的开水，大火烧开。

以上即为疙瘩汤版五行汤做法，与其他主食搭配时以此类推。

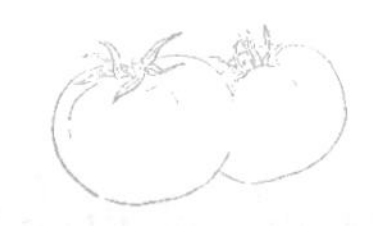

老火汤做法

老火汤是南山饮食系统中的甘草，实乃食中“国老中之国老”。老火汤熬好了，可以任意搭配菜品。有老火汤的加入，菜品质量直线上升。老火汤配方很多，先介绍几种，原理和程序掌握后，再考虑熟能生巧。

示例：

南山饮食——南山老火汤

（一）配方

1. 五行老火汤

按照五行五色配菜熬制老火汤，按照前面“南山饮食——五行汤”做好五行汤，然后炖煮3小时以上即可。

2. 山药汤

鲜山药500克，土黄豆100克（提前泡24小时以上），当季番茄300克（可用番茄丁或番茄酱，不放也可），生姜50克，野生党参50克，纯净水5000毫升。

3. 蘑菇汤

蘑菇500克（鲜品），土黄豆100克（提前泡24小时以上），当季番茄300克（可用番茄丁或番茄酱，不放也可），生姜50克，野生党参20克，黄芪10克，纯净水5000毫升。

4. 山药蘑菇汤

山药500克，蘑菇500克（鲜品），生姜50克，野生党参20克，黄芪10克，当归5克，红枣5粒，纯净水5000毫升。

（二）食材准备

（1）山药：用钢丝球洗刷表面粗皮即可（不用刮皮），斜刀切1厘米厚片。

（2）鲜蘑菇：洗净，根据品质改刀，体量约半厘米厚，麻将大小块。

（3）干蘑菇：先用凉水洗净泥土，再用开水泡发；泡发透了以后，捞出蘑菇洗净改刀（泡发的汤水，根据不同蘑菇特性确定是否可以留用）。

（4）番茄：切背厚2厘米月牙块。

（5）生姜：拍裂即可。

（6）党参、黄芪、当归：洗净，斜刀切3～5毫米厚的片（粗的薄，细的厚），与食材一起下锅即可。

（三）制作程序

（1）炖煮时，将准备好的食材下入锅内，大火烧开。

（2）改中火炖煮，每隔5分钟左右搅动1分钟，搅动3～5次即可。

（3）改小火，盖上锅盖炖煮3个小时。

（四）温馨提示

（1）老火汤各种食材的改刀，要根据主食的形制和体量，即“君主臣辅，同气相求”。具体要点参见“南山饮食——五行汤”食谱。

（2）党参、黄芪、当归等中药材也可以不放。

（3）山药要用铁棍山药或野生山药。

（4）蘑菇标配版可以是草菇、白玉菇、蟹味菇、口蘑、平菇等。精致版可以用松露、松茸、羊肚菌、黑虎掌、黄菇等，用量可以自行适当调节。

（5）配料表里，春分到霜降之间可以加入适量胡萝卜，霜降到春分之间可以加入白萝卜（青萝卜）。

（6）炖煮时用明火，用砂锅或不锈钢汤锅。电汤锅也可以（简单省心省力），炖煮时把食材全部放入，定时最好6小时以上，可以免除搅动步骤。

（7）老火汤可做汤面、小面、火锅的底汤，也可以做炖菜、炒菜的高汤。

（8）若直接做汤品，加盐、老火酱汁调味，再加适量花椒油（可以加入自己喜欢的小青菜）烧开即可。

南山饮食学习的禁忌

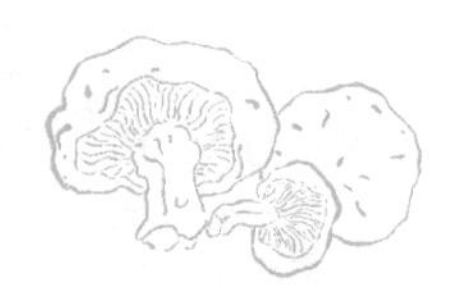

忌浅尝辄止

现实中我们常常见到这样一种情形：学人刚入门，才取得了一点进步，就跑到其他圈子去刷存在感。该学人的水平或许还不到 40 分，但这已经足以让那些处于日常吃饭“学渣”水平的人将其视为大神。这种感觉一旦建立起来，双方基本就都进入了失聪状态。一方会认为自己的水平已经够高了，另一方则认为自己见识过高手了，对双方而言，认知格局就此被限定。

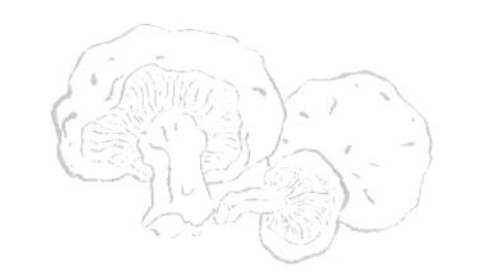

忌自以为是

对于善加调和内外相火的关系，有一个实例很能说明问题。

2015年，笔者前往山东的一座山里，那里有一群从事传统文化产业的人建了一个基地。那年春天，气温升高得很快，刚到四月初清明前后，就感觉比较热了，这帮人便开始翻地种菜。当地的老农告诉他们："谷雨前后，点瓜种豆。"意思是他们种得太早了。这帮人多数上过大学，相信自己的知识，他们分析认为，老农不懂，植物生长主要靠光合作用，自己提前半个月种下去，菜能多吸收半个月的阳光，肯定长得比农民种的好。于是，他们非常自信地种下了菜。半个月后，他们的菜长势喜人，此时农民才开始种地，他们的菜始终比农民种的菜高出10厘米左右。但是，立夏以后，他们的菜就不再长了，西红柿、茄子、辣椒等都只有40厘米高，无论怎么施肥浇水都无济于事，结出的果实又小又干，吃起来味同嚼蜡。这帮人询问老农是怎么回事，老农说气温虽然升高了，但地温还没起来，他们种早了。

刚好笔者在，笔者有多年种菜经验，他们问起这事时，笔者就从内外相火的角度给他们做了解释。

清明时节，大地的相火刚从地面升起，尚未完全积聚起足够的力量，这就如同老农所说的地温还没升起来。在这个时候种菜，种子只能依靠自身的相火与气温的相火相互作用来勉强生长。到立夏前后，天地的相火相互交融，此时种子自身的相火已经耗尽，即便外界有再多再好的能量，对于种子而言，也无法再进行能量转化了，于是便停止生长。即便过早地开始结果，果实的品质也实在差强人意。

对照现在多数的孩子，他们第二性征发育的时间越来越早，女孩基本上10岁就迎来初潮。这比《素问》中“女子二七天癸至”的说法早了四年，甚至有专家认为：这有可能意味着孩子先天的生命力，降低了近三分之一。如今的很多孩子由于饮食和生活方式的影响，过早地将先天相火消耗殆尽。与此同时，父母对此毫无察觉，依旧按照以前的方式养育孩子，却不知这样养育出来的孩子，空有其形，并无其神。这就好比温室大棚里的瓜果蔬菜，样子虽好看，但既没有自然生长的气息，也没有应有的劲道。

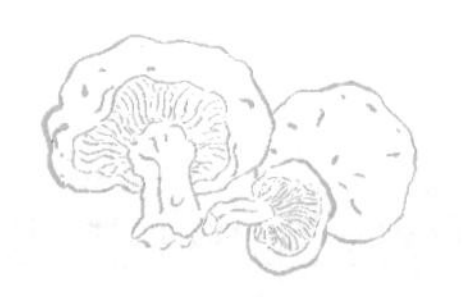

忌急于求成

在学习南山饮食时，需要按部就班。首先要将基础知识和基本操作学会，之后再举一反三。有些学人，在一知半解之后，就开始各种想象发挥，任意拼凑、添加自己认为的营养食材。他们却不知自己的水平连一种食材都不能完全转性，又怎么可能把握多种食材呢？这就好比，连加减法都没学会，就去解“四则运算”题了。

举个例子，急于求成的人，喜欢在熬粥的时候随意添加其他食材。南山饮食要求：熬粥时尽可能不要添加红薯、紫薯、山药等块茎类食材，也包括各种豆类食材。分析可知，不同的食材属于不同的植物，产出的部位不同，大体可分为根、茎、叶、花、果、实，各自的先天相火不同。我们在烹饪时，厨师本身的认知、技能和能量都有限，搞定一种食材就已经很难了，更何况是多种食材呢？如果搞不定食材的相火，吃下去后就需要耗费我们自身的相火、君火来补充它的能量，这样才能消化吸收。如果我们自己的君火、相火不足，这些食材就会在体内沉积，成为垃圾或毒素。阴成形，根据各人因缘不同具体表现各异，可能是痰核、痰饮、囊肿、结节、结石、增生、息肉、肿瘤等。同时，因为自身的相火、君火耗损严重，身体相应的脏腑器官阳气必然不足，进而表现出种种病态。

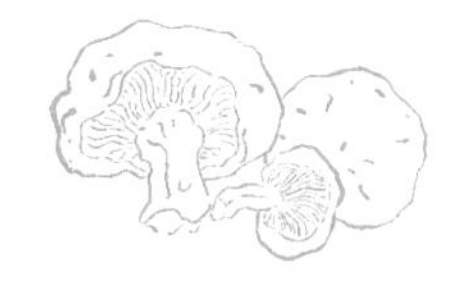

忌一曝十寒

学习烹饪，基础练习量如下：用 500 斤大米熬粥或做多宝饭；用 1000 斤面粉做馒头，另外 1000 斤面粉做拉面。

笔者当年刚开始练武时，师父就说："开始这三个月你们一定要用功，再苦再累都要咬牙坚持，三个月后你们就能得到好处了，到时候不用别人督促自己就会主动去练。"当时笔者不是很理解，坚持三个月后，身体素质和攻击能力都有了很大提升。那时检验训练成果的唯一标准就是打架，原本和自己年龄相仿的半大小子动手时互有胜负，而这时自己单手就能搞定，那种感觉妙极了。从那以后，自己每天一有空闲就去练武，乐在其中。对于学习技艺而言，真实的体验和应用效果才是继续学修的动力。

笔者曾与兰州拉面的顶级高手交流，那位师傅说，他当年当学徒时，每天要和 250 ~ 350 斤面（那时没有和面机）。笔者学厨的第一位师傅是徽菜厨师罗会银先生，他当学徒时，半天要切 400 斤土豆丝。

日常烹饪练习，以准备 10 人份的饮食为起点，这样才能达到练习提高的效果；练到能轻松自如地准备 30 人份的饮食时，基本就算入门了；要是能操办 300 人份的饮食且游刃有余，那就算是高手了。

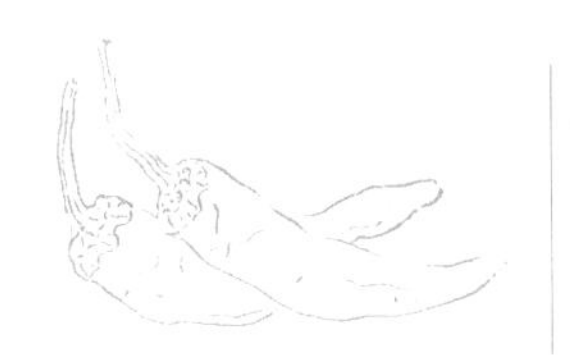

南山饮食成品目录

序号	类别			食品名称	食品特点	难度系数	重要性系数	备注
1	一 主食类	1 非发酵面食	1	疙瘩汤	底汤：清汤、老火汤、五行汤；主食：面絮版、漏鱼版	**	***	
2			2	煮面	煮面火候基本功	*	***	
3			3	汤面	做法：清汤面、老火汤面；主材：挂面、鲜切面	*	**	
4			4	手拉面	白皮面	***	***	
5			5	炮仗面	做法：炒、烩、汤（老火汤、五行汤）	**	**	
6			6	揪面片	做法：炒、烩、汤（老火汤、五行汤）	**	**	
7			7	南山臊子面	五行汤做法	**	**	
8			8	多宝小面	老火汤做法	**	*	
9			9	饺子	水饺、蒸饺、煎饺、老火汤饺	**	**	
10			10	多宝油茶		***	*	
11		2 发酵类面食	1	馒头	手揉馒头、刀切馒头	**	***	
12			2	包子	三材配料，咸甜味型	***	**	

续表

序号	类别			食品名称	食品特点	难度系数	重要性系数	备注
13	一 主食类	2 发酵类面食	3	南山黄金饼	大饼、小饼	***	***	
14			4	菜夹馍	黄金小饼与菜品的高配	***	**	
15		3 米食类	1	南山老火粥	大米、小米、黄米	**	***	
16			2	南山银饭	蒸米饭	*	***	
17			3	多宝炒饭	五行配菜	**	*	
18			4	多宝饭	老火做法、电饭煲做法	***	**	
19	二 菜品	1 单行类	1	清炒小青菜	小油菜、上海青、乌塌菜、菠菜、娃娃菜、菜薹、香椿、蕨菜等任选	*	***	
20			2	酱烧豆腐	做法：酱烧、辣烧；主材：豆腐、腐竹、豆皮任选	**	***	
21			3	孜然蘑菇	做法：条、片；主材：蘑菇、杏鲍菇	***	**	
22			4	干煸豆角	原味、辣炒	***	**	
23			5	红豆沙	主材：紫薯、红豆沙、南瓜、山药任选	***	*	
24		2 相须类	1	野山菌炖豆腐	做法：炖、烧	*	***	
25			2	白菜粉条炖豆腐	三材配料，刀工、火候配合	**	**	
26			3	罗汉炖菜	五材配料	**	**	
27			4	罗汉烩菜	五材配料，刀工、火候配合	***	***	
28			5	地三鲜	三材配料，刀工、火候配合	***	**	
29		3 相使类	1	醋熘葫芦	刀工、火候、调味的标杆	*	***	

续表

序号	类别			食品名称	食品特点	难度系数	重要性系数	备注
30	二 菜品	3 相使类	2	家常白菜	主材：白菜、豆腐、茄子、凉粉、土豆、花菜任选	**	***	
31			3	清烧茄子	做法：清炖、红烧	**	**	
32			4	苦尽甘来	做法：清烧；主材：苦瓜	**	**	
33			5	香辣豆腐干	主材：豆腐干、腐竹	***	***	
34			6	绝代双骄	双椒土豆丝，刀工、火候顶配	***	***	
35	三 汤品		1	芒果羹	做法：砂锅、汽锅；主材：芒果、南瓜、香梨、苹果、山药任选	*	***	
36			2	补益羹	主材：桃胶、雪燕、皂角米、芡实搭配	*	*	
37			3	老火豆浆	主材：黄豆；辅材：花生、核桃、莲子、杏仁、巴旦木、腰果等任选	**	**	
38			4	花生露	主材：花生、核桃、莲子、杏仁、巴旦木、腰果等任选	**	*	
39			5	南山老火汤	烹饪基本功的标尺	***	***	
40	四 酱类		1	番茄酱	回归传统的样板	*	*	
41			2	香椿酱	时令生鲜深加工的样板	**	*	
42			3	多宝酱	食材、刀工、火候、配伍、调味等烹饪要素的完美集合，分高配版和低配版	***	**	
43	五 腌渍品		1	多宝酱菜	食材腐化的标杆	***	***	

续表

序号	类别		食品名称	食品特点	难度系数	重要性系数	备注
44	六 辅助品	1	老火水	大道至简的标杆	*	**	
45		2	南山老火油	日常烹饪的必备	**	***	
46		3	南山酱汁	日常烹饪的必备	***	*	
47		4	花椒油	日常烹饪的必备	***	***	
48		5	辣椒油	日常烹饪的必备	***	**	

说明：难度系数等级分三，分别用 *、**、*** 表示，难度依次增加。重要性系数等级也分三，分别用 *、**、*** 表示，重要性依次增加。

附录一

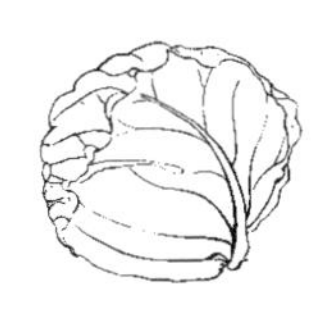

浓盐水治疗烫（烧）伤

多年前，江西的徐小青先生向社会贡献了一个治疗烫伤、烧伤、晒伤的验方 —— 浓盐水。

在缺少医疗条件的偏远乡村，烫烧晒伤患者若无法得到医院的专业治疗，很容易造成严重后果。于是，就诞生了这个“权宜之计”。虽是权宜之计，但若烫伤之后没有条件到医院进行专业治疗，也不能眼睁睁任由烫伤恶化。

笔者经过多年实践，自身有近十次烫伤经历，包括水烫、油烫、锅烫等情况，在远离医院无法就诊之际，都是用浓盐水治疗的，效果奇佳。告知有缘者数十人，反馈的信息都是一致好评，非常灵验。当然，仅凭此方，应该是“未能尽愈诸病”，还需要烫（烧）伤领域的医生、专家们进一步对此方验证、改进。

烫伤的原理

在中医看来，烫伤的根本原因是“火邪侵入”，聚集形成“火毒”，症状轻的会红肿起泡，严重的则皮脱肉烂。五行中，水克火，盐属水，凉的浓盐水可应对“火毒”，一物降一物，正得其所。而且，盐和水是日常生活必需品，方便获取、干净卫生、物美价廉。

正所谓:“药不在贵，对症则灵；法无高下，当机者尚。”

救治方法

烫伤后要尽快处理，以免“火毒”深入，加重伤害。

（一）情况一

如果烫伤部位在四肢，可使用合适的容器，用凉水（如果破皮，最好用纯净水）加大量食盐搅拌成浓盐水，将烫伤部位浸泡在盐水中。当水温升高到体温以上时，换新盐水继续浸泡，一直泡到烫伤部位从盐水中取出后，感觉完全不红、不痛、不热为止。

（二）情况二

如果烫伤在其他部位，可用多层干净的纸巾或医用纱布覆盖伤口，然后往纸巾上浇浓盐水。浇水频率以伤口感到清凉为准，一直浇到烫伤部位感觉完全不红、不痛、不热为止。

（三）情况三

对于严重烫伤的处理，可以先用第一种方法处理，然后用纱布覆盖烫伤部位，并浇透浓盐水。当盐水半干时继续浇，一直浇到烫伤部位感觉完全不红、不痛、不热为止（严重烫伤时，盐水浸泡时间过长，皮肤会溃破，影响后期恢复。先用盐水浸泡除去大部分火毒，降低烫伤程度，再用纱布覆盖浇水继续除去剩余火毒。这是根据一位同事双手被滚油烫伤后处理时遇到的情况调整的处理流程）。

温馨提示

（1）如果当时不痛了，但过后又有感觉，可重复上述步骤。

（2）如果烫伤已破皮，盐水泡透后，可以涂抹一些“烫伤膏”之类的药物，以保护伤口。

（3）此为“护身绝技”，用后自知。

附录二

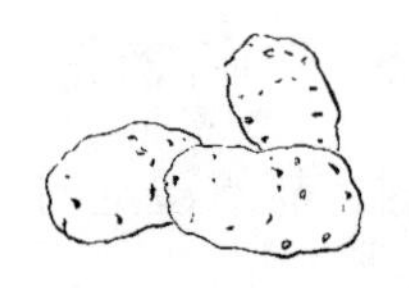

感念恩师

——小记传武师父

老话常说，人有三大不幸：少年丧母、中年丧妻、老年丧子。这是从亲情角度而言。从另一种角度看，我们认为人生的不幸有两个：一是少无良师，二是长无益友。我的福报可谓超好，不但少有良师，少有益友，而且长有良师，长有益友。如此人生若有缺憾，只有一种可能，就是自己太不懂得惜福了……

我生命中的第一位师父尊姓张，名讳庭杰。老人家生于 1922 年，是新中国成立前的中文系大学生，因历史原因流落到我出生的地方，成了一名“建筑工”。我十四岁时，因缘巧合与老人家的儿子拜了兄弟，从此与老人家结缘，人生轨迹也发生了根本改变。从 1980 年秋正式拜老人家为师，至 1995 年老人家辞世，这十五个年头，尽管我当时少不更事、学无所成，但仍留下了许多记忆，老人家有形或无声的教诲，让我受益良多，深刻影响了我的人生轨迹。

这十五年，几乎可以写成一本书，在此，我仅从几件简单的事约略说说。

那时的我和许多同龄人一样，被时代的洪流裹挟，不知未来在何处，也不知路在何方，过着想当然的日子，无忧无虑却也时常无事生非。自从跟随了老人家，我就像野马被套上了笼头、拴上了缰绳，一切开始走上了正轨。老人家是真正意义上的武林高手，有着世传的武功和深不可测的修为，在我们这些懵懂小子面前，他就像一部皇皇巨著，吸引着我们去探寻其中的深意。哎，我忽然有种苍白无力的感觉，觉得无论如何描述，都难以展现老人家的生命状态以及对我的影响力……

老人家身量不高，约一米七，背微微有些驼，平时沉默寡言，没事时就一个人静静地坐着。默默无语，别有一番静穆。老人家生有异相，一双虎眼熠熠生辉（眼仁如琥珀色，称虎眼，此为内家功夫精深之相；眼仁如蓝宝石，称狼眼，为外家功夫精深之相），双耳各有一簇半寸多长的耳毛，卓然而生，令人侧目。我们师兄弟有十来个，其中有几位年龄比我们大很多，他们多数已在江湖上扬名立万，小有名气，基本不怎么搭理我们这些小师弟。我们这一伙约十个小子跟老人家学武，我没问过其他师兄弟，反正我自己当初学武就是为了打架，不过练着练着，似乎把自己练明白了，练拳这件事也成了影响我生命的大事。

我还记得师父最初对我们说的话：练拳前三个月很关键，一定要下功夫，过了三个月自己就有功夫了，不练就会觉得难受，到那时就好办了。一方面是出于初学的好奇，另一方面是很快见到了效果，我们自然而然地进入了一种生活模式，每天练拳 2 ~ 4 个小时，课余有空就往师父家跑，去了也不一定有正事，扫扫地、挑挑水、劈点柴，就算没事，待在师父身边也挺好。天长日久，就有了第一个得益：生活的规律性。同时，有一个“副产品”，就是待在师父身边的时间多了，出去做坏事的时间就少了，套用一句时髦的话叫：机会成本。正是这种有规律的生活，让我十多年来一直坚持锻炼身体，这不仅使我拥有了健康的体魄，而且让我很早就体会到内心和身体合一的感觉，并一直在追寻这种感觉，为日后的修学做了较好的铺垫。此外，这也让我有了支撑自己生活的主线，无论是踌躇满志还是失魂落魄，每天早晚，在固定的时间、固定的地点，做着固定的事，都能让我迅速回到熟悉的状态，往高了说，就是能让我知道自己是谁，不至于迷失方向，跑得太偏。那些年物质生活虽不丰富，但内心是踏实、有底且幸福的。

跟随老人家的第二个得益：开眼界、长见识。因老人家的因缘，我十多岁时跟着一位师兄弟到他家，拜见了他父亲——一位姓高的家传中医，由此知道了经脉、穴位等知识，也知晓了江湖中“八门”（金、皮、彩、挂、评、团、调、柳，感兴趣的可自行查阅）的故事，还略学了一点相关内容，这让我看待世界和世人的角度更加丰富。如此种种，看似平淡无奇的生活中，有许多默默无闻的“高人”，让我们有幸见识和亲近。这让我从心底认识到，老话说的“天外有天，人外有人”并非空话，甚至武侠小说中的很多描写也并非成人的“童话”。很多东西我虽做不到，但我知道，不至于不知天高地厚，将自己没见过或做不到的都视为不存在……

还有一位蒋先生，比我师父年长十岁左右，练的是外家“金枪手”和“飞毛腿”。这位老先生只收了一个姓张的徒弟。老人家辞世后，他的徒弟就转托到我师父门下。我有幸见识到“金枪手”的风采。有一次去师父家，看到正房外墙上齐胸高的地方有一道一寸宽、半寸多深、二尺来长的小沟，询问后才知道，这是蒋老爷子的徒弟用手指划出来的。后来熟悉了，见这位师兄练功，一坛子绿豆砂，他赤手能插到手腕深。他常年穿着砂衣、绑着砂袋，脚程极佳，身形不动就能跃起一米左右。私下聊天得知，蒋老爷子七十多岁时，在犁过的地里跑，壮小伙子骑自行车都撵不上。我师父没见过蒋老爷子最快能跑多快，只知道他六十多岁时还能跑过“铁牛”拖拉机。

这样的事例太多，说多了大家可能会发懵的，毕竟这些离我们太遥远了，现在的人只知道“泰森”很厉害。当然，更神奇的事就不多说了，说起来近乎神话，有缘时再个别交流吧。话说回来，从练武的角度看，有师父的好处是，他不仅能教我们怎么练，还能亲自示范，做给我们看，让我们亲眼看到做到是什么样。说起来很惭愧，1989 年我带一个很“崇拜”我的朋友去见师父，一年没见，师父陪我“递手”（高手陪低手练），结果练下来我惨不忍睹。出来后，朋友对我说：“原来看你还挺厉害，在你师父面前，你啥都不是啊！”我说：“你以为你以为的就是你以为的……”其实现在也是，各位同仁觉得我还有点本事，实际上在师兄弟中我啥都不是，更不用说在现在的师父面前了。现在很多人通过所谓的学习，学到的只是“知识”，知识的积累大多只会增加“妄念”和“骄慢”，只是让我们“知道”，无法增长“见识”；而真正的师父，不仅让我们“知道”，还让我们“学到”“感到”。这是传统教育和现行“学校教育”的根本区别之一。

跟随老人家的第三个得益：人生态度和生活方式。刚开始去师父家，没什么特别的感受，久而久之，发现师父家与其他人家不一样的是：师父家非常干净，注意啊，我用的是“非常干净”，干净到什么程度呢？一尘不染，令人震撼。我们生活的地方在沙漠边缘，风沙很大，家里地面是夯实的黄土，冬天烧煤取暖，生火时浓烟滚滚，条件好点的人家会在床上铺块塑料布挡灰（那时塑料布是奢侈品），而师父家的床单竟是白色“的确良”的。师父家干净到一尘不染都不足以形容，而且整齐有序，家里的东西都擦得锃亮，摆放在最合适的位置。看看师傅家花盆的干净程度就知道了，不光是花盆，师父家院子里的花，每一片叶子都是用抹布擦过的。

师母是山东青岛人，端庄温雅，轻声细语，四季衣着得体，头发总是梳得一丝不乱，走路不慌不忙，做事从容不迫。十多年来，从未见过师母蓬头垢面，从未见过师母高声说话，更没见过她与人争吵。我们这些小子有时会说：别的妇女像煤球，我们师母像卫生球。后来我们才知道，师母是青岛的大家闺秀……最让我感动的是师父家的日常生活。比如，师父的儿子考初中时，我在师父家住了一段时间，为他辅导功课。

每天早晨，都会呈现一幅温馨的风景：师父和师母很早就起床了，师父去给奶牛添草料、挤牛奶，师母准备早餐。昏暗的油灯下，看着他们的身影，温暖又安宁。等招呼我们吃饭时，就会看到一张简朴的小方桌，上面摆着一小盘咸菜、一大盘烤馒头片、一碟煎鸡蛋，每人一碗牛奶，有时还会有一个小炒。每一样都像是精心摆过盘的（餐饮业术语叫打荷），在一个个寒风凛冽的冬日，给我们带来发自内心的幸福感。时过境迁，三十多年过去了，我成年后一直试图让自己的生活有这样的品位，可惜能力有限，不仅自己没做到，多年来我也再没见过如此格调的生活。师父他们的这种生活状态，深深印在我心里，似乎要升华成某种东西，却又似乎难以把握，直到 1987 年，一个机缘让我豁然开朗。

1987 年 7 月，我参加暑期大学生社会调查，在“工矿组”，于四川天府矿务局参观学习。一天，从“农村组”传来消息，说是到四川仪陇县（朱德总司令的故乡）社会调查，原本说好县长亲自接待并组织座谈，结果县长临时有事，委托县办主任接待。当时的大学生是“天之骄子”，有同学觉得受到了冷落，说:“一个小县长，有什么了不起……”结果，我们组晚上座谈时，主持人是天府矿务局的矿办主任，他不知怎么知道了这件事，在会上语重心长地对我们说:“你们知道我是哪个学校毕业的吗？我是清华 64 年的毕业生，用了 20 年的时间才当上你们说的‘小县长’——处级干部。社会不像你们想象的那样，人生更不是你们想象的那样，你们中的绝大多数人，纵使努力一生都不一定能当上‘小县长’。我的出身不好，每次运动都受冲击，从上学到工作历经磨难，但我都挺过来了。人生中会有太多不如意，太多无可奈何，我们唯一能把握的就是自己的生活方式，通过生活方式来把握自己的人生！”听到这里，我如醍醐灌顶，眼泪夺眶而出，一下子明白了师父和师母。这么多年，他们经历了多少不堪，忍受了多少屈辱，却用一扇院门隔开了外面的世界，无论外面多么灰暗污浊，他们都有自己的清净空间；无论别人如何践踏他们的尊严，他们都用生活方式捍卫着自己人格的高贵！

我的第一位师父，以其武学修为，让我一次次感受到生命的不可思议，一层层拓展了我对生命边界的认知；他老人家用自己的学识，完成了对我传统文化的启蒙；他老人家用淡定和坚忍，教会我如何面对人生的磨难；他老人家用精致的生活方式，让我知道什么是自己可以把握的；他老人家用生命的力量，将这一切浸染到我的生命之中，历久弥新，永不磨灭。老人家虽然离我们远去了，但是，随着时间的推移，师父的教益却越来越清晰，作用越来越强大，我自己也越来越明了了韩愈在《师说》开篇中那句话的意义：

古之学者必有师。师者，所以传道、授业、解惑也。